JN081215

名市大ブックス 8

あなたが手術を受ける前に読む本

名古屋市立大学 編

手術を受ける心得 ―人生100年時代の備え

名古屋市立大学病院　病院長補佐（消化器・一般外科部長）　瀧口　修司

みなさまこんにちは！　2020年秋に創刊されました「名市大ブックス」、第8巻のテーマは「あなたが手術を受ける前に読む本」です。高齢化社会を迎え、ほとんどの方が長い人生の間に一度は大なり小なりの手術を受ける、そんな時代になってきました。いざ手術を受けるとなると、いろいろな悩みに直面するでしょうが、手術が決まってから実際に受けるまでの時間は案外少ないものです。健康なときから、心の準備をしておく必要があるかもしれません。今巻も最前線で活躍する医師らが、広い意味での術前に知っておきたいことについて執筆しておりますので、最後までお読みいただければ幸いです。

日本の医療は、欧米的な考え方を取り入れながら変化してきました。その変化は、すべてが必ずしもいいものではなく、過剰な〝契約社会文化〟にやや首をかしげるときもあります。

たとえば、現在では当たり前になった「インフォームドコンセント（患者さんに十分な説明をして同意を得ること）」。わたしは消化器外科医ですので、手術を目前にされた患者さんと、日常的に顔を合わせています。ある日、病院スタッフ間の会議上で、若い医師が「患者さんに手術をする利点と欠点を説明し、〝どうしますか？〟と伺ったところ、〝手術をしない〟選択をされました。よって、手術はしないことになりました」と報告してくれたことがありました。患者さんの自己決定権を尊重するという点では正しいかもしれません。しかし、医師としては無責任な判断だと感じました。

わたしたちは、医師としての多くの経験から、患者さんの年齢や持病を判断材料にベストな治療法を考えてから、手術についての説明に臨みます。この説明に対して、多くの患者さんは、先入観や情報不足、さらには医療への不信感からさまざまな反応をされます。けれども多くの方の本音は、説明に納得し、医師を信頼して治療を任せたい、ということでしょう。

前述の医師には、治療で起こり得る問題についてしっかり説明しつつも、手術を一緒に乗り越えるため、辛抱強く説明を尽くすことが、医師としての正しい姿勢だと諭しました。患者に自己決定を求めすぎると、責任逃れに聞こえることもあります。「私に任せとけば大丈夫！」とろくな説明もしない外科医はもう少なくなりましたが、一方で、誤った〝やさしさ〟を垣間見るのも今日この頃です。

多くの施設で多くの医師が、誠心誠意、手術に取り組んでいます。読者のみなさまやご家族が手術を受ける際には、安心できるまで説明をしっかりと聞き、手術に臨まれることをお勧めします。そのためにはまず、病気に関する情報を取得し、手術を理解するための知識を得ることが重要です。本書がその一助になりましたら、幸いに存じます。

目次
Contents

手術を受ける誰もが抱く4つの不安
～麻酔科医が解消します～

医学研究科麻酔科学・集中治療医学　助教
仙頭　佳起

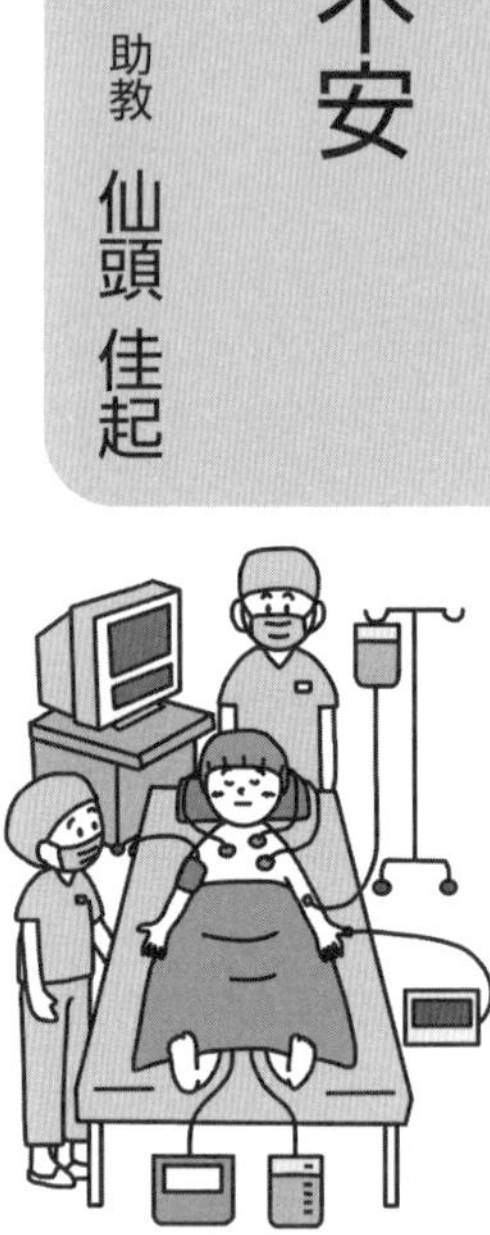

手術を安心安全に受けるための「麻酔」。しかし、いざ自分が麻酔を受けるとなると、誰もが不安を抱くものです。麻酔科医として、手術を控えた多くの患者さんとお話ししてきた経験を踏まえ、よくある不安についてお答えします。

手術という「大ケガ」から患者さんを守るのが麻酔

医療は発展し、以前はとても考えられなかったような高度な手術が、安全に行えるようになっています。手術は病気を治すためのものですが、よく考えてみれば、体にメスを入れることは「大ケガ」をしているのと同じことです。大ケガをしても無事なのは、体を守る「麻酔」があるからです。その麻酔を提供するのが、わたしたち麻酔科医です。

いくら安全になったといわれても、不安はあることでしょう。患者さんが抱く4つの主な不安について、それぞれ解説します。

【もし麻酔がなかったら？】
痛みで血圧が上がりすぎたり、出血で血圧が下がりすぎたりするでしょう。強力な鎮痛薬を使うと、呼吸が止まって酸素が足りなくなることも考えられます。

不安①　自分には麻酔がかかりにくくないだろうか、かかりすぎないだろうか

『お酒を飲んでもまるで酔わない』『胃カメラの検査を受けたときに、途中で起きてしまった』などの経験があると、『自分には麻酔がかかりにくいのでは』と心配になるかもしれません。

逆に、『以前に麻酔を受けたとき、なかなか目が覚めなくて大変だったらしい』という経験から、『自分には麻酔がかかりすぎるのでは』という不安を抱える方もいます。

ご安心ください。結論からいえば、麻酔が「かかりにくい」「かかりすぎる」ということはありません。

確かに全身麻酔で眠りに落ちたり、眠りを維持したりするのに必要な麻酔薬の量は、人それぞれ微妙に違います。たとえば、一般的に若い患者さんは、高齢の患者さんよりも麻酔薬が多めに必要です（ある麻酔薬では、25歳の方は70歳の方の1・4倍の量が必要とされています）。また、薬の効果は個人差が大きいため、決まった投与量が存在するわけではありません。

しかし、いずれにしても「かかりにくい」「かかりすぎる」というほどの差にはなりません。飲酒時の酔いやすさや不眠症の有無なども、直接の関係はあり

ません。麻酔科医は脳波モニターで麻酔の深さを確認しながら、必要量の麻酔薬を投与していくので、どんな方でもちゃんと眠りにつけます。

実際に全身麻酔を受けると、眠っている間に手術が終わっていたことに驚くでしょう。全身麻酔では手術が終わるまで麻酔薬を投与し続けるので、途中で目が覚めることはありません。眠りはとても深く、麻酔中のことはまったく覚えていないのが通常です。

麻酔中の記憶が残る（術中覚醒《かくせい》）のは、かなりまれなことで、0・2％程度と報告されています。たとえば帝王切開で、麻酔薬がお母さんから赤ちゃんへ移行するのを最小限にするため、麻酔科医が投与を控えめにした場合などに、量が不足して術中覚醒が起こる危険性がありますが、このようなときは特に、患者さんの様子に注意を払いながら麻酔を行います。

手術が終わって麻酔薬の投与をやめると、5～10分程度で目が覚めます。これは、みなさんの持つイメージよりも、ずっと早いのではないでしょうか。麻酔薬も進化し続けています。30年前の麻酔薬のように、目が覚めるのに時間がかかったり、病棟に帰っても眠り続けるということは少なくなっています。

手術が終わって麻酔薬の効果が切れてきたら、まず『手を握ってください』などと、簡単なコミュニケーションがとれることを確認しています。しかし、しばらくは脳の機能が完全には回復していないので、手術直後のことはほとんど思い出せず、手を握ったことなんて覚えていない、という方がほとんどです。

【麻酔薬の進化】

必要以上に長時間効いてしまわない薬のほかに、効果を打ち消す拮抗薬が存在する薬、吐き気などの副作用が少ない薬、心臓や肝臓や腎臓への負担が少ない薬などがこれまでに開発されてきました。

胃カメラなどの内視鏡検査や婦人科の処置など、『全身麻酔をするほどではないけれど、意識がはっきりしているとつらいかもしれない』というときに行われる「鎮静《ちんせい》」は、全身麻酔とは似て非なるものです。ウトウトはしますが、呼びかけたり肩をゆすったりすれば目が覚めます。全身麻酔とはまったく別物で、自分の呼吸が保たれるので人工呼吸の必要はありませんし、夜寝ている状態に近いものです（図表1）。

このように、実は『麻酔で眠った』というのには、「鎮静」と「全身麻酔」とがあります。浅い麻酔である「鎮静」だと、なかなか眠れないことや、途中で目が覚めることもあるでしょう。しかし、深く眠る「全身麻酔」がかからない方はいません。

図表1　鎮静と全身麻酔の違い

	鎮静	全身麻酔
意識	・眠くなる ・意識があることもある	・意識が完全になくなる
反応	・起こそうとすれば起きる	・起こそうとしても起きない
呼吸	・影響が比較的小さい ・自力の呼吸を保つようにする	・影響が大きい ・人工呼吸が必要
血圧	・影響が比較的小さい	・影響が大きい
回復	・早いことが多い	・ある程度の時間がかかる
実施者	・麻酔科医以外のことも多い	・麻酔科医
麻酔薬	・点滴から入れる注射薬	・点滴から入れる注射薬 ・人工呼吸で送り込むガスの薬
場所	・検査室や処置室 ・手術室	・手術室 ・まれに血管造影室など
手術	・検査（胃カメラなど） ・処置（抜歯など） ・小さな手術（流産手術など）	・どんな大きな手術でも可能
安全性	・浅いから安全というわけではない	・深い麻酔だが安全に行える

不安②　手術中に痛みを感じないのか、手術が終わった後はすごく痛いのではないか

手術と聞くと、すぐに「痛み」を連想すると思います。ですから、『手術中に痛みを感じないのか』『手術が終わった後は、すごく痛いのではないか』と心配になりますよね。

全身麻酔で眠っている間は、痛みを感じることはありません。しかし、患者さんが痛みを感じていなくても、体は痛みを受け取っていて、痛みに対する反応（心拍数や血圧が上がる、汗をかくなど）を示します。痛みに対する反応は体への負担になるので、しっかり抑える必要があります。

麻酔科医は患者さんが眠っている間も、いろいろな方法を組み合わせて、痛み止めを行っています。点滴から入れる鎮痛薬のほかにも、一定の範囲（たとえばミゾオチからヘソまでの範囲）だけの感覚を鈍らせる「硬膜外《こうまくがい》麻酔」や、手術する部位の神経の周りに局所麻酔薬を注射する「神経ブロック」を行うことがあります（図表2）。

図表2　麻酔と痛み止めの種類

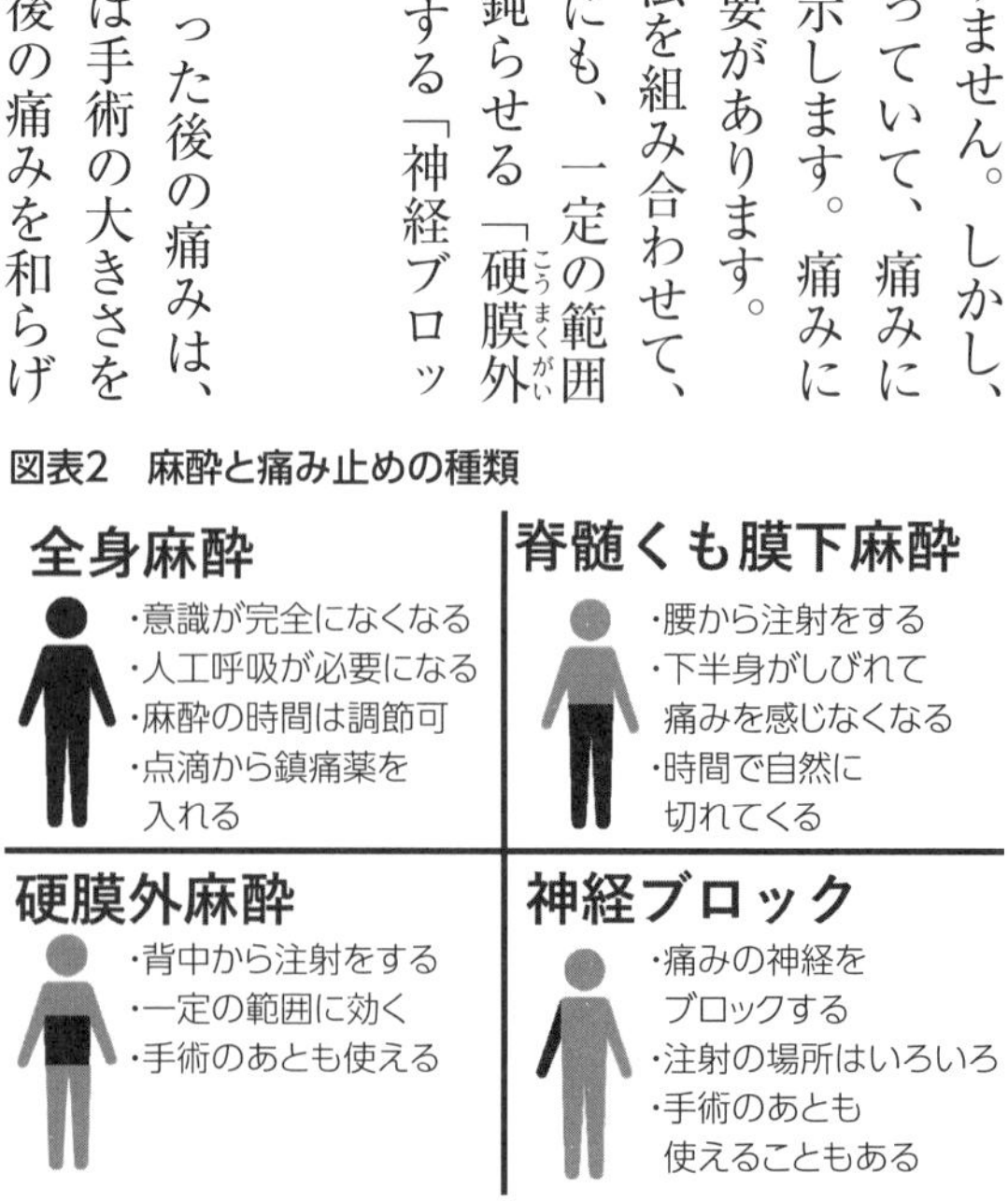

全身麻酔	脊髄くも膜下麻酔
・意識が完全になくなる ・人工呼吸が必要になる ・麻酔の時間は調節可 ・点滴から鎮痛薬を入れる	・腰から注射をする ・下半身がしびれて痛みを感じなくなる ・時間で自然に切れてくる
硬膜外麻酔	神経ブロック
・背中から注射をする ・一定の範囲に効く ・手術のあとも使える	・痛みの神経をブロックする ・注射の場所はいろいろ ・手術のあとも使えることもある

痛みの強さは、他人からはわかりません。手術が終わった後の痛みは、点数をつけて医療者に伝えてください（図表3）。麻酔科医は手術の大きさをみて、図表2にあるさまざまな方法を組み合わせて、術後の痛みを和らげます。

最近では、患者さん[※1]が自分で鎮痛薬を投与できる方法があります。患者さんがボタンを押すと、機械が一定量の鎮痛薬を注入します。看護師を呼ばなくても、痛いときに速やかに鎮痛薬が投与できる、有効な鎮痛法です。

どんな手術でも、数日間は表面や内部に痛みがあるものです。麻酔科医は、手術の痛みがしっかり和らぐように（目標は図表3の3〜4点以内）準備をしています。「手術の後は痛いもの」というのは、すでに時代遅れなのです。

※1　PCA（患者自己調節鎮痛法）
中等度以上の痛みが予想される場合に使用することがある。左の写真のような機械で行う。

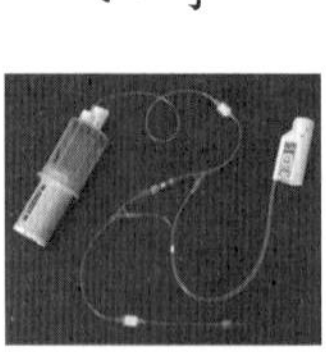

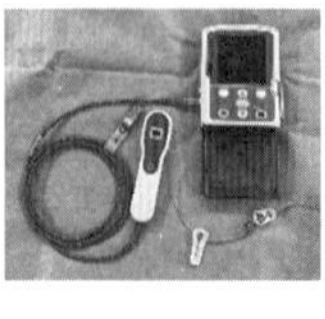

痛みをがまんしてはいけません。痛み止めの薬をしっかり使って少しでも早く離床するほうが、[※2]早くに退院でき、社会に復帰しやすいことがわかっています。

不安③　麻酔で脳がやられてしまわないか

超高齢社会を迎えた日本では、高齢の方が手術を受けることがますます増えています。若い患者さんで『麻酔で脳がやられてしまわないか』と心配する方はあまりいませんが、認知症など脳の病気がある高齢の患者さんやそのご家族が、麻酔を受けると脳の病気が悪化するのではないかと不安を抱くのは、当然でしょう。

言葉を記憶したり、物事に注意を向けたり、それに基づいて行動したりする脳の働きを「神経認知機能」といいます。手術や麻酔がこの神経認知機能に、多かれ少なかれ、そして短期間なり長期間なり影響を与えることがわかっています。特に65歳以上の高齢者や、もともと認知症がある場合だと、影響が出やすいといわれています。

[※3]手術の後、「せん妄《もう》」という、興奮したり逆に無気力になる症状が、長くて30日後までみられることがあります。高齢者では、約20％で起こります。30日を過ぎても神経認知機能が低下したままの場合は、回復が遅れているというより、手術の後で認知症になった状態と考えられています。手術後3カ月で10％もの患者さんがこれにあてはまっていた、という報告がありますが、この数字は心臓の大手術を対象にした研究から得られたものなので、高く出たのでしょう。

図表3　痛みに点数をつけてみてください

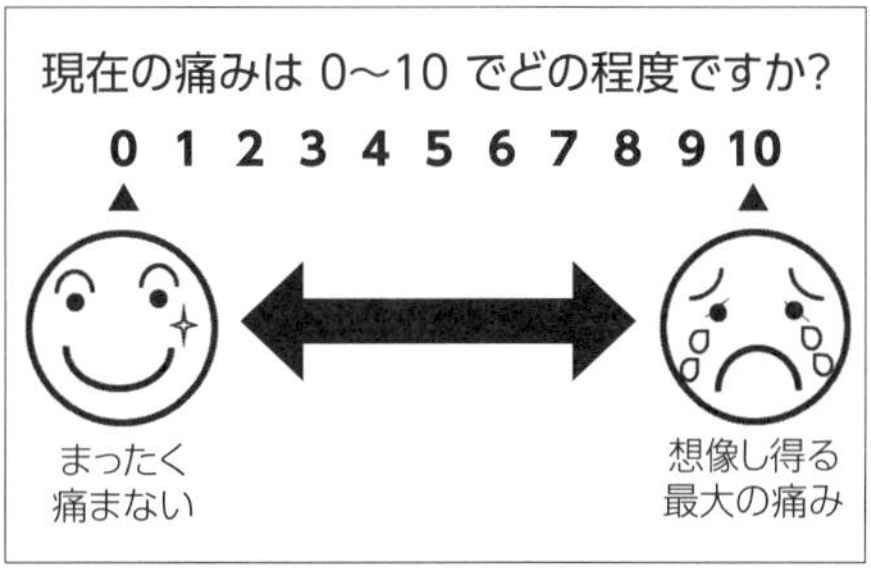

※2 寝てばかりいると、血栓ができたり、筋力がみるみる落ちて肺炎などの合併症を起こしたりで社会復帰が遅れることが、大規模な研究からもわかっています。

※3　術後せん妄 手術後に起こる脳の機能障害で、術後数時間から数日の間に、見当識障害(今がいつか、ここがどこかわからなくなる)、興奮、錯乱、幻覚、睡眠障害、ぼーっとする、眠くなる、会話がかみ合わないなどの症状が断続的に起きる。

麻酔・手術後の神経認知機能の障害に、治療薬はまだありませんが、予防はできるといわれています。麻酔科医は脳波をよく見て、深すぎる麻酔を避けたり、脳の血圧を下げ過ぎないように注意することで予防に努めています。

自分で、手術の前から取り組める予防法もあります。禁煙する、飲酒の量を減らす、バランスよく栄養を摂るなどです。手術の後に、ご家族など顔見知りの人が積極的に関わることで、せん妄が予防できたという研究報告もあります。

手術後の認知症やせん妄は、麻酔科医も注目する、重要な合併症のひとつです。多くの研究が行われているので、これから原因の解明が進み、予防法や治療法が明らかになっていくことを期待していてください。

不安④ 麻酔から覚めないことはあるのか

麻酔を受けるとき、最も怖いのは『麻酔から覚めなかったらどうしよう』という究極の不安ではないでしょうか。

全身麻酔の薬の効果がいつまでも切れない、ということはまず考えられません。ですからここでは、麻酔で眠った後に、命を脅かす合併症（心停止など）が発生し、そのまま意識が戻らなかった…というようなことが起こり得るのかをお話しします。

手術や麻酔は医療行為である以上、絶対に命に関わる合併症が起こらないとはいえません。しかし、わたしたち麻酔科医は、本気でこれをゼロにすべく、常に努力をしています。

現在の麻酔法は、ひと昔前と比べると安全性が格段に向上しており、命に関わるような麻酔の合併症はごくまれです。日本麻酔科学会が継続的に行っている全国調査によると、麻酔[※4]そのものによる死亡率は2011年には100万例に7例程度だったのが、16年には3例程度にまで減っていました。持病がある場合はリスクが上がりますが、持病の様子が安定しており、手術前の準備期間が充分にとれていれば、危険性は下がります。

※4　心停止、低酸素、低血圧などでの死亡が報告されていますが、その原因として、人工呼吸用の管が適切に挿入できていなかったことや、麻酔薬による副作用（悪性高熱症やアレルギー反応）などが考えられます。

安全な麻酔を行うには、手術前の計画が大切です。麻酔科医は、手術前の各種検査や診察から明らかになった患者さんの全身状態と、手術の内容とを照らし合わせて、綿密な麻酔計画（麻酔の方法、麻酔薬の種類など）を事前に立てます。麻酔科の中では、毎朝行っているカンファレンスに加え、特にリスクの高い手術については臨時で話し合い、麻酔計画をよく練ります。必要に応じて執刀医とも話し合いを重ねますし、毎週決まって合同カンファレンスを行っている診療科もあります。

さらに、麻酔を安全に行うため、麻酔中はいくつもの医療機器（モニターなど）を駆使しています。手術室では写真1のようにたくさんの医療機器を患者さんに装着し、体から発せられるさまざまな情報を集めます。集めた情

写真1　全身麻酔中に取りつけられるモニターなど

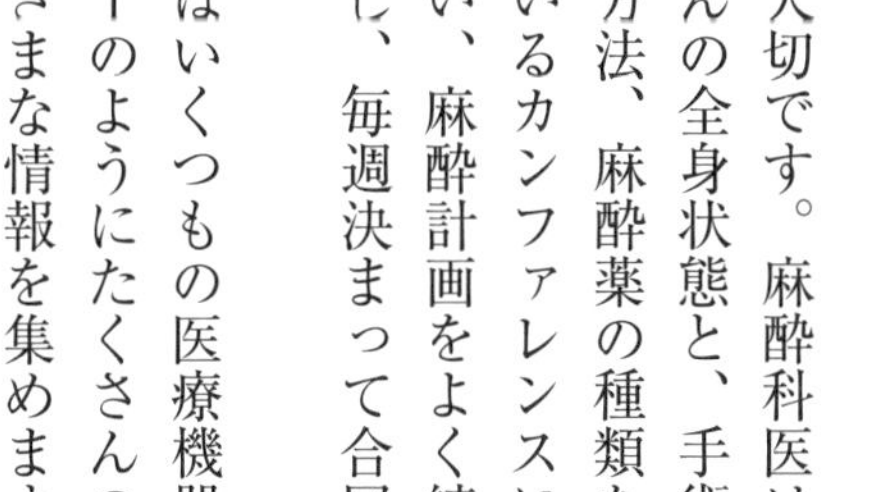

報は、数値や波形で画面に見やすく表示されます（写真2）。

麻酔中[※5]、麻酔科医は絶えず患者さんを観察し続けています。そして、手術中に起きている体の変化を分析し、麻酔を調整していきます。常に調整をくり返しながら、手術の「大ケガ」から患者さんを守り、全身状態を安定させることが、麻酔科医の役割なのです。

手術を受ける患者さんに、できる限り安全で快適な医療を提供することが、手術およびその前後に関わるすべての医療者の願いであり、目標です。わたしたち麻酔科医は、患者さんを守るプロフェッショナルとして、これからもきめ細やかな診療を続けていきます。

写真2　モニター上の数値や波形

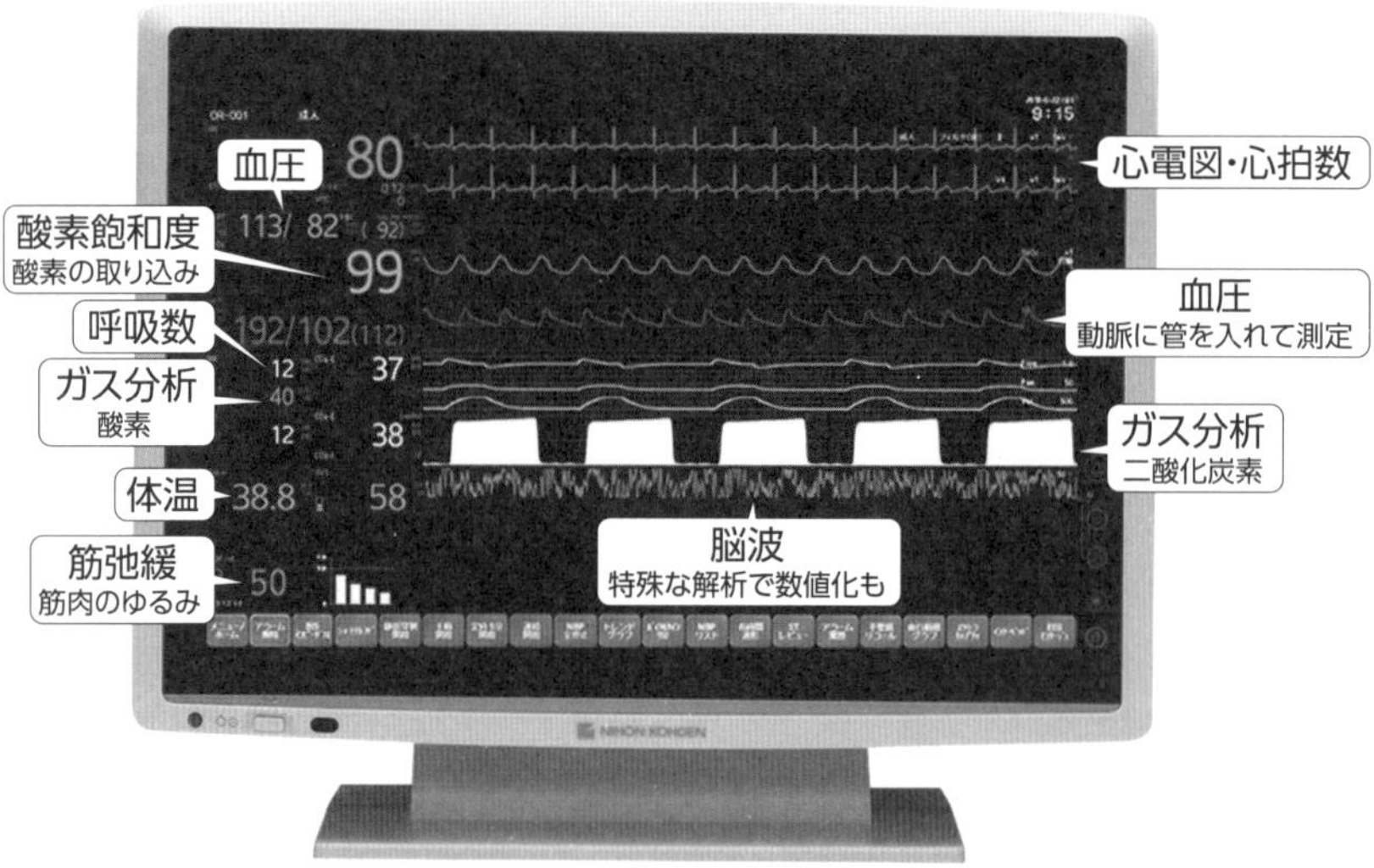

※5　術中は、執刀する科の医師複数名と麻酔科医、看護師複数名が手術室内にいます。そのほか、手術によって、臨床工学技士、内科系の医師、手術で使う器械の業者などが立ち会います。さらに手術室フロア全体では、薬剤師、事務職員、清掃職員などとてもたくさんの人が、患者さんの安全な手術のために働いています。

コラム Column 1

医療について調べたいときはどうしたらよいの?

医学研究科精神・認知・行動医学　助教　今井 理紗

インターネットは情報があふれすぎていて、何をどう調べたらよいかわからなくなるものです。医療に関して正確な情報を得られるサイトを、ここでは紹介します。

1. 日本○○学会が運営しているウェブサイト

（日本癌学会、日本消化器病学会、日本皮膚科学会、日本精神神経学会など）

学会が運営するサイトにはたいてい「一般の方へ」というページがあり、その学会が関わる病気の情報などが掲載されています。学会のウェブサイトはその領域の専門家（の中でも実績のある方）によって作られていますので、信頼できる情報と考えてよいでしょう。

2. 国立研究開発法人や国立が運営している医療関係の研究センターのウェブサイト

（国立がん研究センター、国立循環器病研究センター、国立精神神経医療研究センターなど）

研究センターは情報を扱うことに長けています（研究は最新の適切な情報を扱うことが前提であるため）ので、ウェブサイトの情報も信頼できます。

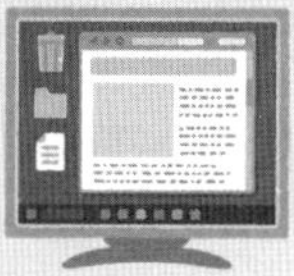

3. 厚生労働省のウェブサイト

質のよい情報が集まっています。メンタルヘルスや生活習慣病などの情報提供もしています。また、かなり思い切ったこととして、玉石混交である「統合医療」についても、eJIMというサイトで科学的な根拠のある情報提供をしています 。

4.厚生労働省から補助金を受けている機関のウェブサイト

（難病情報センターなど）

厚生労働省のお墨つきであるところですから、信頼できると判断してよいでしょう。

逆に気をつけた方がよい情報は、ソーシャルネットワークサービス（ツイッターなど）で個人が発信しているものです。情報は、多くの専門家によって吟味されたものほど信頼度が高く、個人から発信されるものは信頼度が落ちます。特に、根拠が示されていない個人発信の情報は、鵜呑みにしない方がよいと思います。

消化管の機能と手術後に起きる障害

医学研究科消化器外科　教授
医学部附属西部医療センター　センター長・総合外科部長
桑原　義之

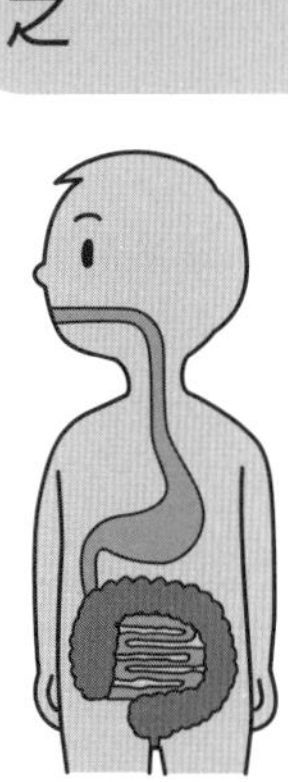

普段はなにげなくしている食事。その通り道となる消化管は、複雑な機構をもつ不思議な世界です。消化管の機能の一部を説明しながら、関係が深い病気や各所を手術した後どんな障害が起こるかについてお話しします。

消化・吸収には密かにさまざまな機能が働いている

ヒトは食べ物を細かく分解して（消化）、栄養を体内に摂り入れます（吸収）。食事を口に運び、かんで飲み込めば、何も意識しなくても消化・吸収され、あとは便意を催したときにトイレに行くだけです。食事を体内に入れるときと出すとき以外で、消化・吸収を意識することはありません。

しかし、なにげない食事風景の中にも、さまざまな身体の機能がみられます。どんな機能が働いているのか、食事の様子をイメージしてみていきましょう。

いい匂いがして、おいしそうな食事が目の前に現れると、唾液が出てきます。食事を口に運ぶと、味覚などの刺激により、さらに唾液の量が増えます。唾液は主に、耳の下からあごの下にある3つの唾液腺（耳下腺、顎下腺《がっかせん》、舌下腺）から分泌されます。あごの下をこすってみれば、唾液が出てくるのがわかると思います。唾液は少し粘り気がある液体で、そのほとんどは中性（pH6～7）に近い水分です。1日に1500㎖ほど分泌され、でんぷんを消化する力や、食べ物をなめらかにして飲み込みやすくする効果があります。

口に入れた食べ物は、かんで（咀嚼《そしゃく》）飲み込み（嚥下《えんげ》運動）ます。かむことは、消化における大切な工程です。かまずに飲み込んでも、身体がなんとかしてくれるのも事実ですが、消化を助けるため、よくかみましょう。

精密機械のような〝飲み込み〟の機構

わたしたちは普段食べものを当たり前のように飲み込んでいますが、この嚥下運動はとても複雑です。咽頭《いんとう》（鏡に向かって口を大きく開けると、のどの奥に見える部分）では、鼻と口がつながり、空気も食事も同じところを通ります。そのほんのすぐ奥のところで、また2つに分かれ、空気は気管へ、食物は食道へと区別されて通っていきます（図表1）。

食事を飲み込むときには、無意識[※1]のうちに気道をふさぐなどして、食べ物は食道のみに送り込むように調整されます。この調整は、精密にコントロールされて

図表1

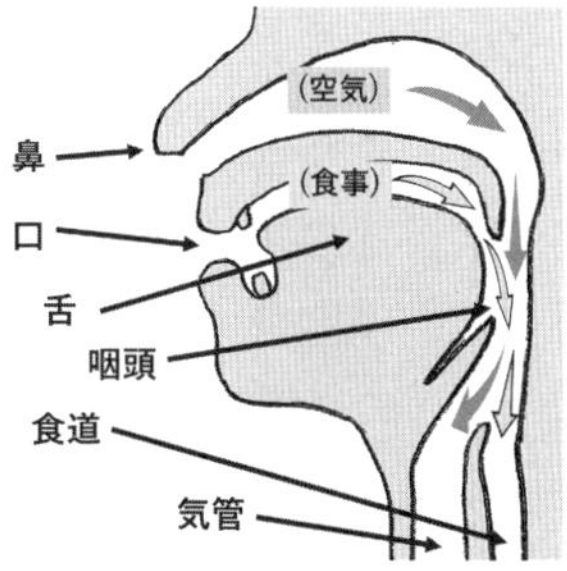

※1　嚥下はいくつかの段階に分かれており、いろいろな調整が行われている。たとえば、鼻腔への逆流防止、食道上端部の弛緩など。飲み込む動作を外から見たとき、のどぼとけが挙上するのは、飲み込みに必要な筋肉が動くからです。

いますが、時にミスを起こします。慌てて水を飲んだりしたときなどに、むせることがありますよね。これがそうです。少量の水が気道に入るだけで、とても苦しく感じます。小さい子ではピーナッツが誤って気管に入り、肺炎を起こすこともあります。嚥下機能が低下しがちな高齢者では、気管の咳反射も弱まるため、くりかえし誤嚥《ごえん》性肺炎を起こします。

嚥下や発声には、「反回神経」という神経が関与します。食道がんの手術では、この神経周囲のリンパ節を取り除く必要があり、これに伴って神経まひを起こすことがあります。すると声が枯れ（嗄声《させい》）、誤嚥しやすくなり、食事を摂ることができなくなります。この反回神経まひは、食道がん術後の重大な合併症のひとつとして知られています。

食道と気管がつながっていることのメリット

では、空気と食事の通り道が、最初から離れていればよかったのでしょうか？　咽頭で食道と気管がつながっていることの恩恵を、わたしたちは普段の生活の中で、知らぬうちに受け取っています。普段、呼吸を意識してする必要はありませんが、自分で止めたり、大きくしたり、早くしたりすることもできます。食事のときには、この呼吸に伴う空気の流れを利用して、熱い食事に息を吹きかけたり、食事を口の中に吸い込んだりします。空気と食事の通り道が、お互いつながって

【誤嚥性肺炎と口腔ケア】

「誤嚥性肺炎」は、唾液や食べ物が間違って気道に入ること（誤嚥）で発症する肺炎です。嚥下（飲み込み）機能の低下、咳反射の低下がみられる高齢者、脳梗塞後遺症などの神経の病気や、寝たきりの患者さんなどに多く発生します。口腔内環境の悪化による口腔内細菌の増殖も関与しており、口腔ケアが重要です。口腔ケアは誤嚥性肺炎の予防だけでなく、手術、化学療法、放射線療法に伴う肺炎などの合併症の予防にも有効とされています。

【吸ったり吐いたりは、息をするためだけの機能ではない】

わたしたちは、生命維持のために息をしていますが、この吸ったり吐いたりする機能はほかのさまざまなことにも利用されています。

最初に思いつくのが、声を出すこと。空気で声帯から音を発生させ、口の形を変えるなどして声をつくり、話をし、歌を歌います。口笛を鳴らしたり、楽器を吹いたりもできます。

匂いを嗅ぐときは、〝クンクン〟と鼻から少しずつ空気を吸います。一気に空気を吐き出して鼻

いるからできることです。ラーメンはやっぱり、豪快にすすって食べる方がおいしいですよね。

手術で咽頭を取り除き（喉頭切除）、食道と気管を分離することがあります。咽頭には声を出す声帯があるので、声が出なくなることはすぐに想像できると思いますが、先に書いたような、食事の際に当たり前にやっていることもできなくなってしまいます。さらに、空気が鼻を通らなくなるので、においを嗅いだり、鼻をかんだりすることもできなくなります。

食道は収縮して食べ物を通過させる

食道は、径3㎝、長さ25㎝ほどのホースのような形をしています。粘液を出しますが、吸収機能はありません。食道の一番上はいつも締まって（収縮）いて、食べ物が通るときだけゆるみ（弛緩《しかん》）、食べ物を通過させます。食べ物が食道に入ると、食道の筋肉が伸び縮みして（蠕動《ぜんどう》運動）食べ物を胃の方へ送ります。食道と胃の移行部にも締まっている部分（下部食道括約《かつやく》筋）があり、蠕動運動に合わせて収縮をゆるめ、胃に食べ物を送ります。

食道の入り口と胃への出口の締まっている部分は圧が高く（高圧帯）、食べ物などの飲み込んだものが逆流しないようになっています。もし食道が単なるホースであったなら、逆立ちすると食べたものが口に出てきてしまうでしょう。これ

をかむこともあります。食事のときには、空気を吸い込む力を利用して、麺類を一気に吸い上げます。ストローもそうです。熱い食べ物に空気を吹きかけて冷ましたり、スープを空気と一緒にすすったり、熱いものを口に入れたときに〝ハフハフ〟と空気を少しずつ何回も口に入れ、冷ましたりします。

らの高圧帯の周辺では、[※2]特徴的な病気が発生します。「逆流性食道炎」もこの代表的な病気のひとつで、胸やけの原因として有名です。

食道上端の高圧帯を取ってしまう手術（喉頭食道全摘）を受けると、咳をしたときや横になったときに、食べ物や胃液などが口や鼻に戻ってきてしまいます。胃を全部（胃全摘）または胃の上部（噴門側《ふんもんそく》胃切除）を取る手術では、食道下端の圧が高い部位がなくなるため、食道への逆流が起きやすくなります。胃液や腸液が食道に戻り、粘膜を傷害し、胸やけや胸の痛みなどを引き起こします。実際の手術では、この逆流を防ぐ手術法が重要で、長年この逆流を防ぐ工夫がなされてきましたが、残念ながら術前と同等の機能をつくる方法はありません。

胃は食べ物の腸への流れをコントロールする

食事が胃（図表2）に入ってきました。

胃は、食べ物と胃液を混ぜてかゆ状にし、少しずつ十二指腸へ送る働きをしています。胃の出口には「幽門輪」というやや細い部分があり、胃の動き（蠕動）に合わせて食事の流れをコントロールしています。

飲料水などの水分はほとんどそのまま十二指腸に流れますが、食べ物は食後10分頃から送り出され始め、2～3時間で80％、3～6時間で、ほぼ全部が送り出されます。栄養素別にみると、糖質が最も早く送り出され、次にタンパク質、

※2　高圧帯周辺に特徴的な病気

①ツェンカー憩室（けいしつ）
首で食道の粘膜および粘膜下層が、周囲の筋層を貫き、風船のように膨らんだ状態。飲み込む力と筋肉がゆるむ機構がうまくいってないことが原因と疑われている。1769年に初めて報告され、1874年のツェンカーらの詳細な報告後に「ツェンカー憩室」として広く知られるようになった。

②食道アカラシア
〝下部食道噴門部の弛緩不全による食物の通過障害と、食道の異常拡張がみられる機能的疾患〟と定義される。つまり、食道と胃の境がうまく拡がらないために、食べ物がうまく通過できず、口側の食道が拡張する病気。ふくらんだ食道が目立つことから、「食道拡張症」、「巨大食道症」とも呼ばれた。

③特発性食道破裂
1774年にオランダ人医師のハーマン・ブールハーヴェが初めて報告したことから「ブールハーヴェ症候群」とも呼ばれる。飲酒後の嘔吐などにより、食道と胃の境界部から下部食道に圧力が加わり、主に食道の左壁が裂ける病気。胸の痛み、呼

脂肪と続きます。脂肪には胃の動きを弱める作用もあり、特に時間がかかります。脂肪の多い食品を食べると胃がもたれた感じがするのは、この影響でもあります。

胃液はpH1・0〜1・5の強い酸性の液体で、粘液、塩酸、ペプシンなどの消化酵素を含み、分泌量は1回の食事で約500〜700㎖、1日で約1500〜2500㎖といわれています。胃液の強い酸度には、食べ物と一緒に入ってくる菌を減らす作用もあり、体の防御を担っています。

胃の出口側を取る手術（胃全摘、幽門側胃切除）を受けると、収縮をコントロールしていた幽門輪も切除されるため、高濃度の食事が一気に小腸に流入するようになり、「ダンピング症候群」といった症状（食後の冷や汗、動悸《どうき》、めまい、しびれ、だるさ）が起きやすくなります。

また、血液をつくるのに必要なビタミンB12の吸収には、胃から分泌される内因子が必要なため、胃を切除するとビタミンB12欠乏が起き、貧血が発生することがあります。ただ、ビタミンB12は肝臓に多く貯蔵されているため、すぐに貧血になるわけではなく、胃を全部取っても、貧血の発症までに無治療で平均5年程度かかるともいわれています。治療にはビタミンB12を補充しますが、内服でなく注射する必要があります。

胃切除後の貧血には、鉄分の不足からくるものもあります。これには、胃酸の減少に伴う鉄分の吸収低下が関与しています。さらに、胃を切除した後は、

吸困難などの症状が現れ、急速にショックを起こすことがある。

図表2　内臓の位置

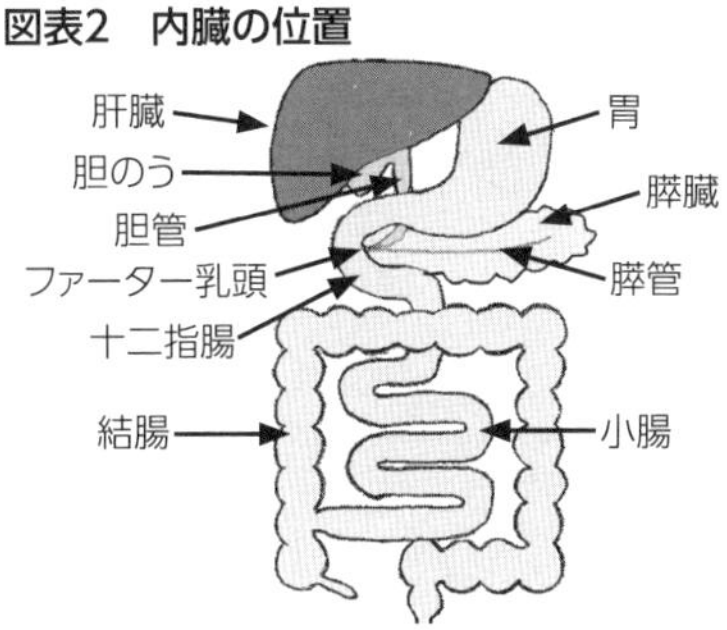

【なぜ胃は消化されないの】

強力な消化液である胃液に胃が消化されないのは、胃から分泌される粘液のおかげです。多量に分泌された粘液が胃壁の内面を覆い、胃液が直接触れないようにしています。また、粘液には、胃酸を中和したり、タンパク質分解酵素を働かないようにしたりする力があります。

しかし、加齢やストレスなどで粘液は減少し、胃炎や潰瘍などの不調をきたします。

カルシウムの吸収も低下するため、骨が弱く（骨粗しょう症）なりやすくなります（図表3）。

短いけれど役割の多い十二指腸

十二指腸は太さ約5㎝、長さ約25〜30㎝の臓器で、膵《すい》臓《ぞう》に沿ってC型に湾曲しながら左方に走行します。十二指腸には、膵管と胆管とが合流して開口しており（ファーター乳頭（図表4））、食べ物の刺激で排出される膵液や胆汁※3の流れをコントロールしています（オディ括約筋）。

膵液は弱アルカリ性で炭酸水素ナトリウムのほか、炭水化物、脂肪、タンパク質を消化する酵素を含んでいます。色は無色透明で1日に500〜800㎖ほど分泌されます。胆汁には消化酵素は含まれていませんが、胆汁中の胆汁酸に、脂肪、脂溶性ビタミンの消化・吸収を助ける働きがあります。また、膵液、胆汁は胃液の酸度を弱め、消化酵素が十分に働けるよう調整しています。吸収機能もあり、糖質、鉄分などを吸収します。

胆《たん》嚢《のう》は胆汁の貯蔵庫

胆嚢内にある胆汁は、肝臓でつくられており、胆汁酸、コレステロールなどを含んでいます。胆嚢は胆汁を溜める袋のような臓器で、胆汁を約5〜10倍に濃縮

図表3　胃切除後の後遺症

- ◆ダンピング症候群
  - 早期ダンピング症候群（食後5〜30分）
  - 後期ダンピング症候群（食後2〜3時間）
- ◆下痢（栄養障害、吸収障害）
- ◆貧血（鉄欠乏ビタミンB12吸収障害）
- ◆逆流性食道炎（胃酸、十二指腸液の逆流）
- ◆残胃炎（十二指腸液の逆流）
- ◆胆石、胆のう炎、胆のうの運動低下
- ◆骨粗しょう症（カルシウム吸収障害）

図表4　ファーター乳頭の位置

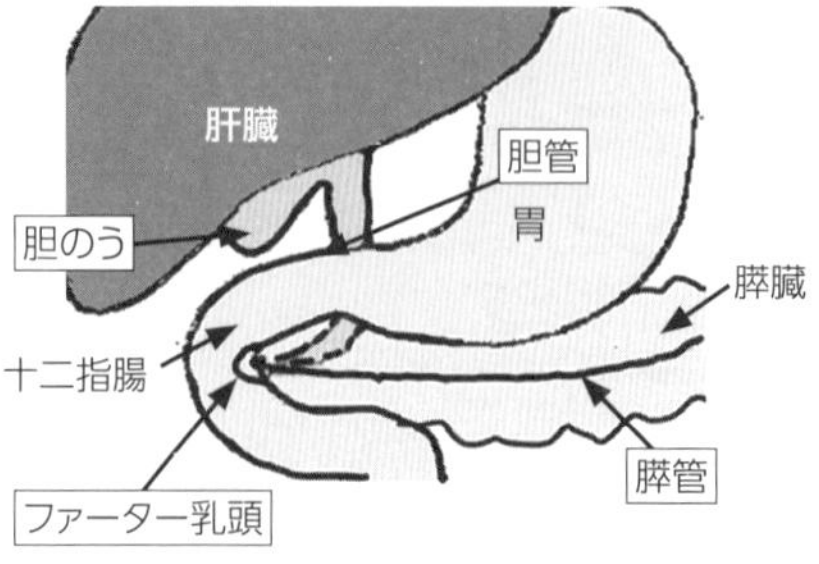

する機能があります。食事を摂取すると胆嚢は強く収縮して、胆汁を十二指腸内に排出します。

〝胆石〟とは、この胆嚢内に石のような塊ができた状態をいいます。胆汁成分のバランスが崩れることが、成因のひとつと考えられています。脂質の多い食事を続けると胆汁のコレステロール成分が多くなり、コレステロールを主成分とする胆石ができると考えられています。

※3 胆汁
胆汁は肝臓でつくられ、胆汁酸、ビリルビン（胆汁色素）、コレステロールなどが含まれています。多くは水分で、消化酵素は含まれていませんが、脂肪、脂溶性ビタミンの吸収を補助する作用があります。また肝臓と協力して老廃物を体外へ排せつする役目ももっています。


胃の切除後にも、一定の頻度で胆石や胆嚢炎が発生します。これは、胃切除に伴う神経切離などの影響で、胆嚢が機能障害を起こすためと考えられています。術後に胆嚢がうまく収縮できず、胆汁が停滞気味となり、急性胆嚢炎を起こしたり、数年経って胆石が発生したりする例がみられます。

これらを防止するため、胃の手術時に予防的に胆嚢を切除する施設もあります。「取ってしまって大丈夫？」と思われるかもしれません。しかし、胆石の手術などで胆嚢を全部取り除いても、大きな障害を起こすことはありません。ご心配なく。

小腸は吸収、防御の最前線

小腸は長さ約5ｍで、上方の2／5を「空腸」、残り3／5を「回腸」と呼びますが、明確な境はありません。1日1500～3000㎖ほど分泌されている腸液には多くの消化酵素が含まれており、小腸へ到達した食物をさらに消化します。それに伴い、小腸では大部分の水分、栄養分、ミネラルなど、体に必要な成分を吸収します。

小腸をほぼ全部切除してしまうと、重篤な栄養障害（短腸症候群）を起こし、口からの栄養だけでは生命を維持できず、点滴などが必要となります。また、前述のビタミンB12は回腸末端で吸収されるため、回腸を広範囲に切除するとビタミンB12が欠乏し、貧血などを起こします。

小腸は吸収機能だけでなく、菌や有害物質の体内への侵入を防ぐための強力なバリア機能をもっています。免疫担当細胞の7割程度が小腸に集中しているともいわれています。また、食物の小腸内通過時間は5~6時間と短いため、悪い細菌は十分に増殖できず、善玉菌を含めた腸内細菌の環境が維持されると考えられています。

腸閉塞（イレウス）などでは、腸管の内容物が停滞を起こします。単純に食事が流れないだけでなく、停滞により細菌数が増加します。腸管粘膜に傷がつけば、体内に吸収され、一気に敗血症[※4]（菌が体中に回る）を引き起こすことがあります。

※4　敗血症
感染症への罹患をきっかけに、心臓や肺、腎臓などさまざまな臓器の機能不全が現れる病態。集中治療室（ICU）での全身管理および治療が必要で、ショックや著しい臓器障害をきたした場合は、死に至ることもある。
日本感染症学会は、症状として、①呼吸不全：呼吸困難・頻呼吸、②凝固能異常：出血傾向・皮膚の紫斑、③肝機能異常：黄疸、④循環不全（ショック）：頻脈・血圧低下・皮膚の異常（温かいこともあれば冷たいこともある）、⑤中枢神経異常：意識障害、⑥腎機能障害：尿量の低下あるいは無尿 を挙げている。

大腸は最終処理工場

大腸は全長約1・6ｍで、直径は太い所で5～7㎝ほどです。小腸で吸収が終わった食物の残渣《ざんさ》から、水分（一部ミネラル）を吸収して便をつくります。経口摂取した水分と、消化液とをあわせて約9ℓの水分が腸内に入り、多くは小腸で吸収され、2ℓほどが大腸で吸収されるといわれています（図表5）。

大腸の手術では、大腸を全摘する手術や直腸の手術を除けば、結腸がんなどで手術を受けても、大きな栄養障害などを起こすことはなく、がんの手術後に体重が増加する方もよくみえます。

以上のような腸管機能を理解し、普段の生活や病気の理解に役立てていただければ幸いです。

図表5　腸管内の水分の働き

流入

食　事：約2000ml
＋
消化液：約7000ml

唾液	約1,500ml
胃液	約1,500～2,500ml
胆汁	約500～1,000ml
膵液	約500～800ml
腸液	約1,500～3,000ml

⇨

吸収

小腸：約8,000ml
＋
大腸：約1,900ml

⇩

排出

便：約100ml

胃がん・大腸がんの早期発見早期治療を目指して

医学研究科消化器・代謝内科学　教授
医学部附属西部医療センター　院長代行・消化器内科部長
妹尾　恭司

日本人に多い消化器系がんである胃がん・大腸がんでは、がんにならないための1次予防と、早期発見・早期治療のための2次予防が大切です。がんの治療は進歩を遂げています。早期治療で健康長寿を目指しましょう。

胃がん・大腸がんの動向

2人に1人ががんになり、3人に1人はがんで亡くなる時代となっています。以前、一番死亡率が高いのは胃がんでしたが、衛生環境の整備によるピロリ菌感染率の低下、検診の普及による早期発見早期治療、ピロリ菌の除菌による胃がん発生の予防により、その順位は下がってきました。一方、大腸がんは食生活の欧米化も要因のひとつとなり、昔に比べると増加傾向にあります（図表1）。

図表1　部位別がん年齢調整死亡率の推移
（主要部位・対数　1958〜2015年）

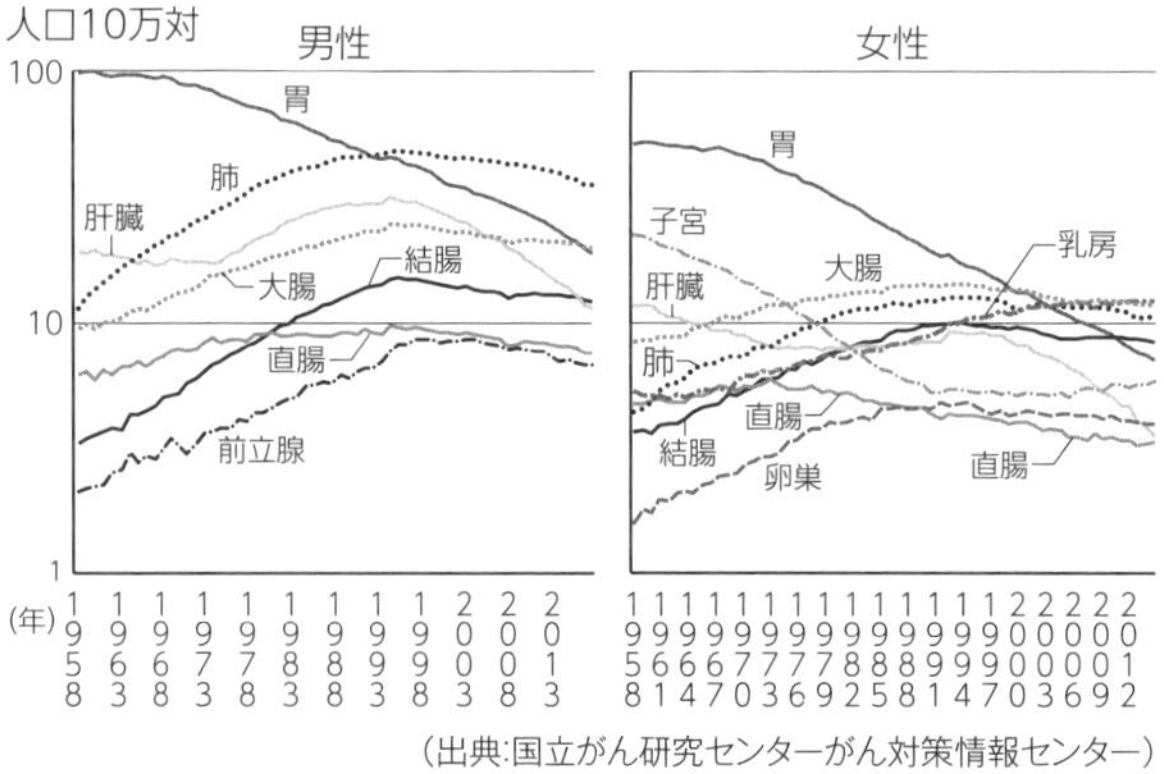

（出典:国立がん研究センターがん対策情報センター）

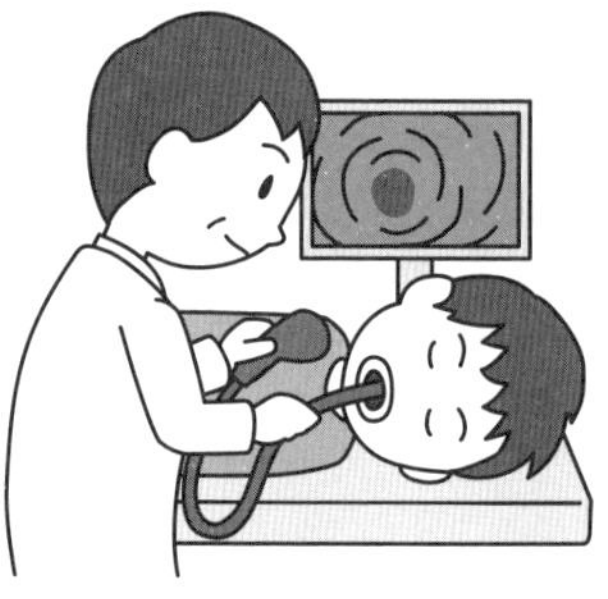

最近のデータでは、がんの罹患数は、男性では前立腺がんが1位で、2位胃がん、3位大腸がんと続きます。女性では乳がんが1位で、2位大腸がん、3位肺がん、4位に胃がんと続きます。男女合わせると1位が大腸がんで、2位胃がん、3位肺がんの順となっています(図表2)。がんで亡くなる方は、男性では肺がんが1位で、2位胃がん、3位大腸がんと続きます。女性では大腸がんが1位で、2位肺がん、3位膵《すい》がん、4位に胃がんと続きます。男女合わせると1位が肺がんで、2位大腸がん、3位胃がんの順になっています(図表3)。

わたしたち消化器内科医は、胃がん・大腸がんだけでなく、肝臓がんや膵臓がん、さらに図表にはありませんが、食道がん、胆嚢《たんのう》がん、胆管がんなど多くのがん種の診療に携わっています。

図表2　2017年がん罹患数

	1位	2位	3位	4位	5位
男性	前立腺	胃	大腸	肺臓	肝臓
女性	乳房	大腸	肺臓	胃	子宮
男女合計	大腸	胃	肺臓	乳房	前立腺

(出典:全国がん登録による全国がん罹患数データ)

図表3　2018年がん死亡数

	1位	2位	3位	4位	5位
男性	肺臓	胃	大腸	膵臓	肝臓
女性	大腸	肺臓	膵臓	胃	乳房
男女合計	肺臓	大腸	胃	膵臓	肝臓

(出典:人口動態統計による全国がん死亡数データ)

がんの1次予防

病気にならないよう、生活習慣の改善などに取り組むことを「1次予防」といいます。がんにならならないための予防法として、禁煙、適度な飲酒、適切な食事、適度な身体活動、体形の維持、感染予防の6項目が挙げられています(図表4)。感染を除く5項目すべての健康習慣を実践した場合には、がんになるリスクが男性で43%、女性で37%低下すると報告されています。喫煙はほぼすべてのがんの要因となるため、禁煙が重要な予防法となります。受動喫煙を避けることも、非常に重要です。

胃がんについては、塩分・塩蔵食品を控え、ピロリ菌感染があれば除菌することが予防につながります。除菌は若い年齢で行うほど、がん予防に有効といわれています。ピロリ菌感染があるかどうか確認するには、胃カメラを用いて胃の組織を採取し判定する方法以外に、尿素呼気試験、血中・尿中ピロリ抗体測定法、便中ピロリ抗原測定法があります。

除菌するには、1種類の酸分泌抑制剤と2種類の抗生物質を1週間服用し、約90％除菌に成功します。除菌がうまくいかなかった場合も、2次除菌として抗生物質を一部変更し、再除菌を行いますと、90％以上除菌に成功します。ただし、薬剤アレルギーのある方は注意が必要で、担当医と相談のうえで除菌を行うことが大切です。胃がんとピロリ菌についての詳細は、名市大ブックス第3巻「胃がんとピロリ菌のお話」（城卓志、久保田英嗣）をご参照ください。

図表4　日本人のためのがん予防法

喫煙：禁煙、受動喫煙を避ける
飲酒：節度のある飲酒を
食事：バランス良く
（減塩、野菜・果物しっかり、熱い物注意）
身体活動：活動的な日常生活を
体形：適正体重を維持
感染：肝炎ウィルス検査と適切な措置、
機会があればピロリ菌検査を

大腸がんについては、活発な運動を行い肥満にならないようにすることと、赤肉・加工肉を控え、食物繊維をしっかり摂取することが予防法となります。

国立がん研究センター〝社会と健康研究センター予防研究グループ〟では「がんリスクチェック」[※1]というサイトを運用しています。ご自身のデータを入力しますと、リスク判定とアドバイスが提示されます。がんだけでなく循環器病や脳卒中のリスク判定もありますので、ぜひ一度サイトをのぞいてみてください。有益な情報が得られると思います。

※1　https://epi.ncc.go.jp/riskcheck/

がんの2次予防

がんの早期発見・早期治療により、がんで命を落とさないようにすることを「2次予防」といいます。検診を定期的に受け、自覚症状を認める前にがんを発見することが重要です。

かぜもひかず、病院にかかったことがないと自信満々の方が時にみえますが、このような方こそ定期的検診を受けていただきたいと思います。症状が出てから受診して、ある日突然進行がん…という方も少なくありません。

各がん種の検診を受けてください。一般的な成人健診では、高血圧・高脂血症・糖尿病・動脈硬化などメタボリック・シンドロームのチェックが主体であることが多いのですが、この健診結果がよければすべて大丈夫と誤解されている方がたまにみえます。そうではありませんので、注意が必要です。健診・人間ドックの具体的検査内容は、しっかり確認してください。検診でがんが発見される確率は1％未満ですが、検診で異常なしとわかった時点で、そこからの1年間は不安が軽減され、健康に自信を持って過ごすことができます。

日本のがん検診受診率

がん検診受診率50％以上の達成が、国の「がん対策推進基本計画（2018年、第3期）」において、個別目標のひとつに掲げられています。2019年の国民生活基礎調査によりますと、40歳から69歳までのがん検診受診率は、胃がんで男性48・0％、女性37・1％、大腸がんで男性47・8％、女性40・9％で、そのほかのがん検診でも受診率は50％を超えていません。2人に1人ががんになる時代であっても、主ながんの検診を受けている人は2人に1人に達していないわけです。

さらに、精密検査の受診率は、17年度厚生労働省「健康増進事業報告」では胃がんで81・8％、大腸がんでは70・7％で、国の目標の90％以上を大きく下回っています。「精密検査が必要」との判定を受けても、従わない方がけっこういることがわかります。

このような状況で、助かる命も助かっていない可能性があります。「定期的に検診を受けておけば、精密検査をちゃんと受けておけば」ということのないように心がけましょう。

胃がん検診

胃がん検診（図表5）には、以前から行われているバリウムによる胃X線検診と、16年から50歳以上を対象に2年に1度受けることができる胃内視鏡検診があります。胃X線検査で精密検査が必要になると、胃内視鏡検査を受けるという流れになりますが、最近は、胃内を直接確認することで、一度でより正確な診断ができ

図表5　胃がん検診の流れ

胃がん検診　→　→　→	精密検査
・胃X線検査（バリウム検査）	胃内視鏡検査
・胃内視鏡検査	胃内視鏡検査（原則再検）
胃がんリスク層別化検診（ABC検診）	A群以外：定期的胃内視鏡検診 必要時ピロリ菌除菌

（出典：認定NPO 法人 日本胃がん予知・診断・治療研究機構（19年6月））

る胃内視鏡検診を受けられる方が増えています。経口内視鏡を入れている間に嘔《おう》吐《と》反射が出ることがありますが、これが軽減される経鼻内視鏡の普及により、内視鏡検診はより受けやすくなりました。

胃がんにかかりやすいかどうかを判定する「胃がんリスク層別化検診（ABC検診）」もあります。この検診では血液を採取して、胃の萎縮度（慢性胃炎の程度）をみるペプシノゲン値と、ピロリ菌抗体の有無の組み合わせでリスクを判定します（図表6）。

ここでの注意点は、ピロリ菌除菌に成功したE群（除菌群）が、誤ってA群に判定されてしまうことがあること。事前の正確な問診が重要です。また、真のA群であっても、胃がんにまったくかからないわけではありません。ピロリ菌陰性胃がんや、ピロリ菌除菌後胃がんの特徴についての研究も進んでいます。

大腸がん検診

大腸がん検診では、2日分の便を採取して便潜血反応で判定します。2回のうち1回でも陽性反応が出れば要精検となり、精密検査を受けていただくことになります。2回のうち1回陽性の場合に、3回目を受けて陰性なら問題ないのではと思われる方がみえるかもしれませんが、その有効性は認められていません。

痔《じ》を抱えていて、時々出血することがあるから陽性反応はそのためで心配ない、と自己判断される方もみえます。これで後に大腸がんが見つかり、痛い目にあう

図表6　胃がんリスク層別化検診（ABC検診）

群分類		A群	B群	C群	D群	E群（除菌群）
ABC法	ピロリ菌抗体価	−	＋	＋	−	胃がんリスク層別化の対象外
	ペプシノゲン値	−	−	＋	＋	
胃がんの危険度		低 ────			─→ 高	
胃内視鏡検査		原則勧奨せず	定期的胃内視鏡検診、および専門医受診を勧奨			
ピロリ菌除菌		不要	他のピロリ菌検査陽性なら必要			除菌不成功例は必要

（出典:認定NPO 法人　日本胃がん予知・診断・治療研究機構（19年6月））

場合もあります。きちんと精密検査を受けて、「異常なし」と判定されて初めて、その後の出血は痔による可能性が高くなります。

精密検査の方法では、まず全大腸内視鏡検査をします。腸管洗浄液を服用して、腸管内の便をきれいに洗い流し、大腸カメラで奥の盲腸から直腸まで観察して診断します。施設によっては、その際発見された小さな病変であれば、治療も兼ねて切除（内視鏡的大腸ポリープ切除術）してしまう場合もあるかもしれません。検査・治療に伴う偶発症として、まれに出血・穿孔《せんこう》（腸に穴があく）を生じることがありますので、あらかじめ十分な説明を聞いて、納得・同意のうえで検査を受けてください。

腹部手術歴のある方や、帝王切開をしたことのある方、大腸が長い方などでは、盲腸までカメラを挿入できない場合があります。その場合には、バリウムを用いた「注腸X線検査（肛門からチューブを挿入し、バリウムと空気を大腸に注入して撮影します）」により、全大腸を調べることもあります。近年では大腸CT検査を行うことのできる施設もあり、肛門からガスを入れて大腸を膨らませ、CT写真を撮り、異常の有無を判断することもできます。

大腸内視鏡検査で異常なしと診断された場合、翌年も検診を受ける必要がありますかと質問を受けることがあります。70～80㎝もの長さがあり、曲がりくねった大腸では、病変の見逃しがゼロではないため、便潜血反応検査は毎年受けられ

図表7　大腸がん検診の流れ

大腸がん検診　→　→	精密検査
便潜血反応検査 （原則2回法）	**全大腸内視鏡検査** 注腸X線検査（バリウム検査） 大腸CT検査

ることをお勧めします。また、ポリープなどを切除している場合は、切除したポリープの数や組織型により、次回の内視鏡検査の必要性や時期について、担当医から十分な説明を聞いてください。

早期発見による内視鏡的治療

胃がん・大腸がんを早期に発見できれば、がんの大きさや組織型によっては、身体に負担のかかる外科的手術ではなく、胃カメラ・大腸カメラを用いて病変部位だけを内視鏡的に切除し、根治することができます。内視鏡的粘膜下層剥離《はくり》術（Endoscopic Submucosal Dissection：ＥＳＤ）といわれる手技が開発され、かなり大きな病変でも一括で切除できるようになりました（図表８）。

内視鏡検査では、管腔を広げるために通常は空気を送り込んで行いますが、最近は、とりわけ長時間にわたる内視鏡治療時には炭酸ガスを用いています。炭酸ガスは短時間で消化管内から吸収され、呼気中に排出されます。これにより、腹部の膨満感や腹痛などが軽

図表8　内視鏡的粘膜下層剥離術

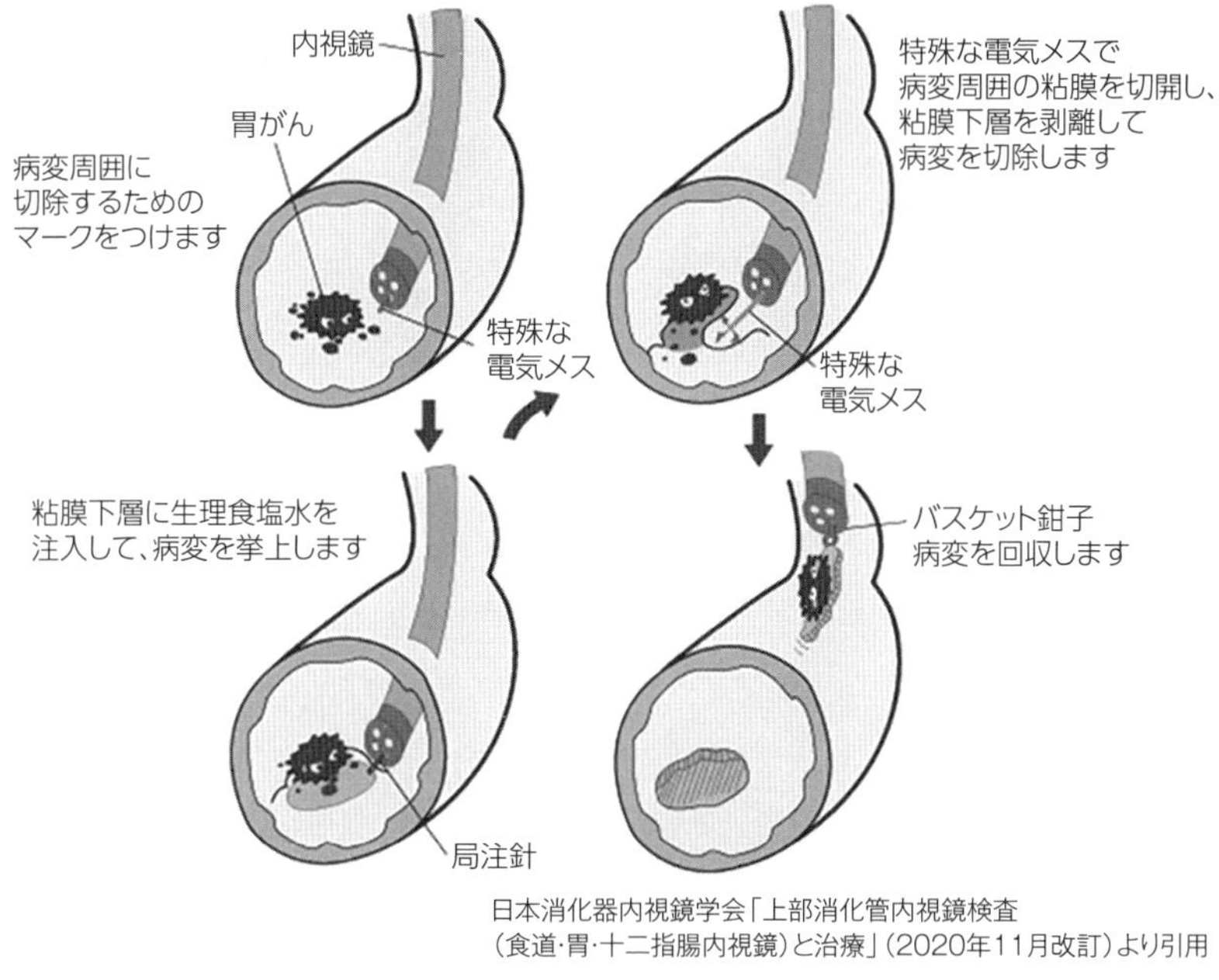
内視鏡
胃がん
病変周囲に
切除するための
マークをつけます
特殊な
電気メス
特殊な電気メスで
病変周囲の粘膜を切開し、
粘膜下層を剥離して
病変を切除します
特殊な
電気メス
粘膜下層に生理食塩水を
注入して、病変を挙上します
局注針
バスケット鉗子
病変を回収します

日本消化器内視鏡学会「上部消化管内視鏡検査（食道・胃・十二指腸内視鏡）と治療」（2020年11月改訂）より引用

減され、苦痛の少ない検査・治療を行うことができるようになりました。

ＥＳＤの偶発症として、出血・穿孔を生じる可能性がありますので、十分な説明を受け、同意のうえで治療を受けてください。また、なんらかの基礎疾患の合併により抗血栓薬（血液をサラサラにするお薬）を服用中の場合には、治療前に中止が必要となることがありますので必ず申し出てください。

胃がん検診は、Ｘ線検査なら毎年、内視鏡検査なら隔年で、大腸がん検診は、便潜血検査を毎年、ぜひ継続して受けてください。そして、精密検査が必要と判定された場合には、精密検査を忘れずに受けてください。

コラム
Column 2

楽な胃カメラ（経鼻内視鏡）

医学研究科共同研究教育センター　准教授
名古屋市立大学病院　内視鏡医療センター長　久保田 英嗣

医療現場では、患者さんから「胃カメラは怖いから受けたくない」、「あんな苦しい検査は二度といやだ」という声をよく聞きます。欧米では苦痛を感じないように、鎮静剤で意識レベルを落として行われることが一般的ですが、日本では忍耐強い国民性もあり、これまで鎮静剤をあまり使用してきませんでした。最近は鎮静剤を使用する医療機関が日本でも増えてきていますが、鎮静剤には副作用のリスクもあり、胃カメラを受けるすべての人に鎮静剤を使用することは難しいのが現状です。

図表1

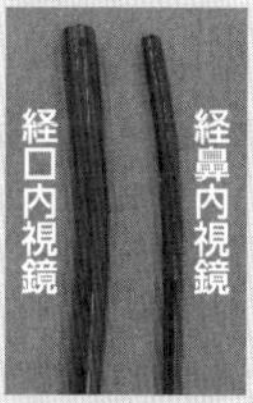

鎮静剤以外で苦しさを軽減する方法が模索される中、「経鼻内視鏡」の開発は大きなブレイクスルーとなりました。鼻の穴から挿入する胃カメラで、口から入れる内視鏡の半分ほどの太さです(図表1)。通常の胃カメラで最も苦痛となるのが、のどから食道に挿入されるときに「オエッ」となる嘔吐反射ですが、経鼻内視鏡は舌を圧迫することなく挿入できるので、嘔吐反射を誘発しません（図表2）。経鼻内視鏡ではさらに、検査中に患者さんが医師と会話ができるので、精神的な不安も軽減されます。

経鼻内視鏡は細いので、通常の内視鏡より性能が劣るのではないかと心配する方もおられますが、最近の経鼻内視鏡の性能の向上には目覚ましいものがあり、通常の内視鏡に遜色《そんしょく》ないものとなっています。

胃カメラは胃の病気、特に日本人に多い胃がんの診断に欠かせない検査です。これまで、胃カメラを敬遠してきた方も、経鼻内視鏡による検査を検討してみてはどうでしょうか。もちろん、鎮静剤を使用した胃カメラも選択肢のひとつになるでしょう。多くの人に安心して楽な胃カメラを受けてもらえるよう、内視鏡の改良はこれからも進められることでしょう。

図表2

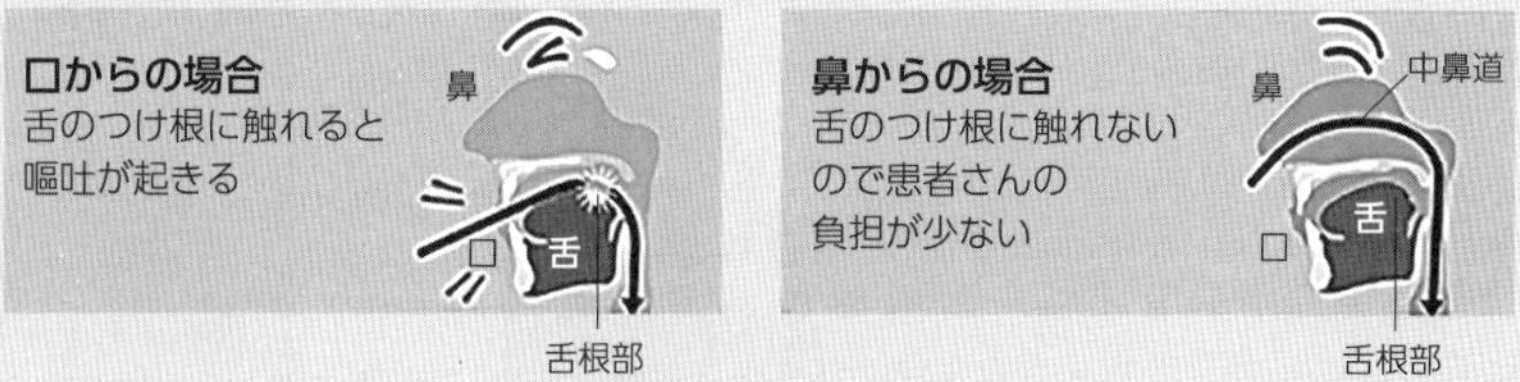
口からの場合
舌のつけ根に触れると
嘔吐が起きる
鼻
口
舌
舌根部
鼻からの場合
舌のつけ根に触れない
ので患者さんの
負担が少ない
鼻
中鼻道
口
舌
舌根部

（富士フィルムHPより）

消化器外科手術の目ざましい変化
～過去30年から未来まで～

名古屋市立大学医学部　臨床教授
名古屋徳洲会総合病院　副院長・消化器外科部長
高山　悟

消化器外科手術は筆者が医師になった1990年代前半より大きく変化していき、現在もその真っただ中にあります。最新の動向も含め、大まかに10年ごとの手術の変遷を紹介します。

1990年代（腹腔鏡手術の導入期）

90年代の手術は、開腹手術が主体でした。胆石症の患者に行う「胆囊《たんのう》摘出術」も90年代前半はおなかを大きく切り開く開腹で行われており、わたし自身の1例目の胆囊摘出術も開腹手術でした。

しかし胆囊摘出術の2例目からは、腹腔鏡手術（おへそのあたりを小さく切開し、細径カメラをそこから挿入、別の場所に小さく切開した穴から細径の手術器具を入れて、モニターを見ながら臓器を切除したりする手術）に切り替わりました。腹腔に空気（二酸化炭素）を送り込み、手術ができる空間を人工的につくっ

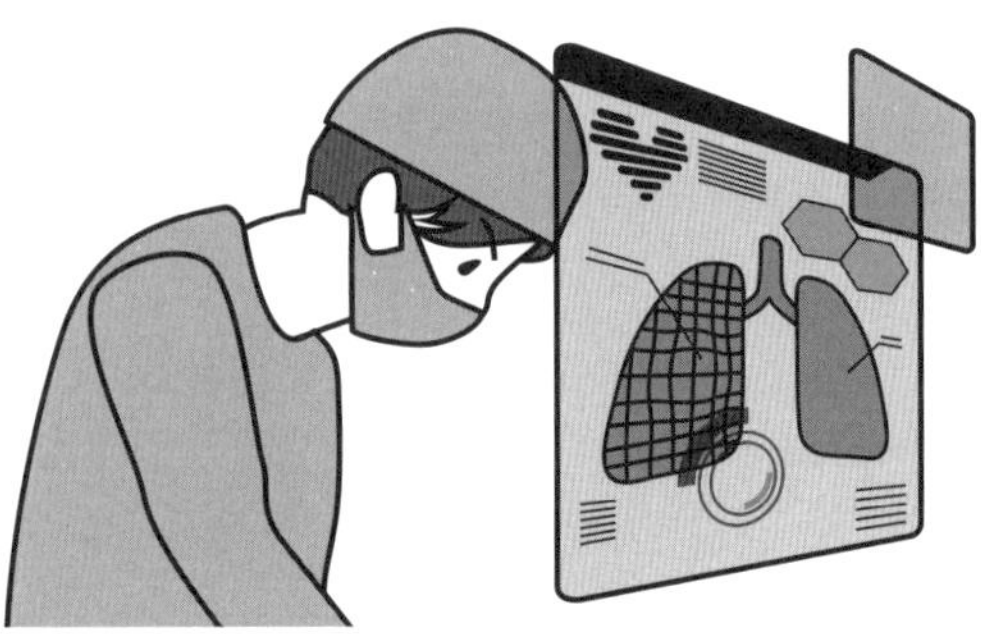

て、カメラの画像をモニターで見ながら施術するもので、それまでの直接患部に手で触れて行う手術とはまったく別の手術です。当時まだ経験のない外科医たちが、こんな手術が成立するのだろうかと疑心暗鬼に恐る恐るスタートを切ったこの手術は難しく感じられ、手技は安定せず、時間もかかっていました。

ところが90年代後半になると、胆嚢摘出術は急速に、腹腔鏡手術に移行していきました。導入当初はつける創《きず》が小さくても、複数個所にメスを入れるのであれば開腹手術と負担は同じと思われていましたが（図表1）、実際には術後の回復が大幅に早められることが明らかになってきました。日帰り手術センターも開設されるようになり、われわれも実際に、手術当日でも問題なく帰宅できることが多いということを目の当たりにし始めました。胆嚢摘出術に関しては、開腹手術に対する抵抗感さえも芽生え始めたほどです。

この術後の回復の早さを鑑みて、胃がん、大腸がんをはじめ、さまざまな消化器手術が腹腔鏡下で試みられるようになりました。それでも消化器外科医の中には、がん手術に対する根治性や手技の煩雑さ、長時間化、手術器具の価格などから、腹腔鏡手術に関して懐疑的な意見を抱く人も多く、まだまだこの時代は開腹手術が主流でした。

2000年代（腹腔鏡手術の成熟期）

以降、多くの手術が徐々に腹腔鏡手術へと置き換わっていきました。先行して

図表1 開腹手術（左）と腹腔鏡手術の創

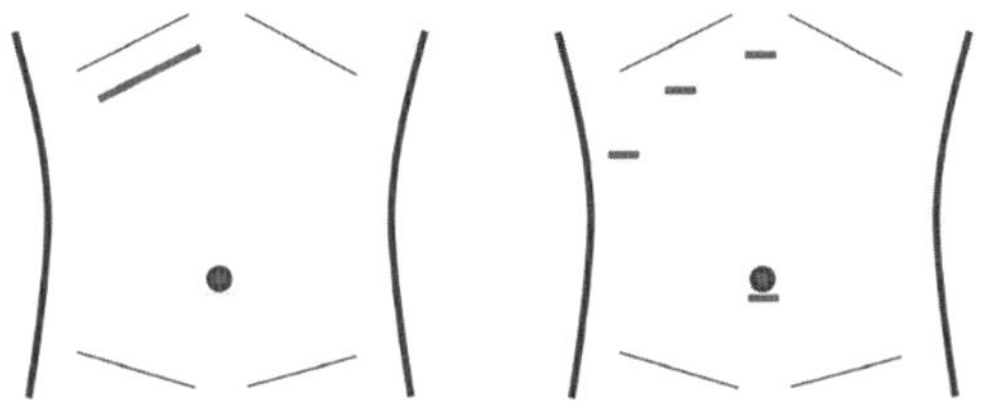

創は10㎝以上で、入院期間は1週間近くを要した

創は0.5〜1㎝で、日帰りでも可能となった

いた胆嚢摘出術は、もはや腹腔鏡手術が標準となり、胃・大腸といった管腔臓器の腹腔鏡手術も標準化していきました。

この年代には、腹腔鏡手術の可否の議論もおおよそ終わり、膵臓や食道といった、消化器外科において最も体への影響の大きい手術に対しても、腹腔鏡手術の導入が検討されるようになりました。

その一方で、新たな2つの潮流が発生しました。1つ目は「ＮＯＴＥＳ[※1]（自然開口部越経管腔的内視鏡手術）」と呼ばれる、自然孔（口・肛門・膣などもとより身体にある穴）から切除した臓器を取り出す手術で、創をまったくつけずに行う手術を目指した、低侵襲化（体への影響を少なくする）をさらに進めようという流れです。

最初のＮＯＴＥＳ手術は、胃カメラで虫垂炎を切除するという極めて挑戦的な手術で、大きな倫理的問題をはらんでいました。なぜなら、この手術は正常な胃に創をつけ、そこから腹腔内に入り、胃カメラで虫垂を切除して口から取り出すといった方法により、体表面に創をつけないようにしていたからです（図表2）。

当初はショッキングな手法で、批判も多かった手術ですが、発想自体は低侵襲化を進めるために必要なものです。胃に開けた穴を、皮膚同様に安全に閉じることができれば成り立つ手術ではあるため、現在も引き続き安全性が検討されています。

一部の手術では、切除部位を開腹手術の場合でも創がついてしまう箇所から取

※1 Natural Orifice Transluminal Endoscopic Surgery の略。

図表2　NOTES手術

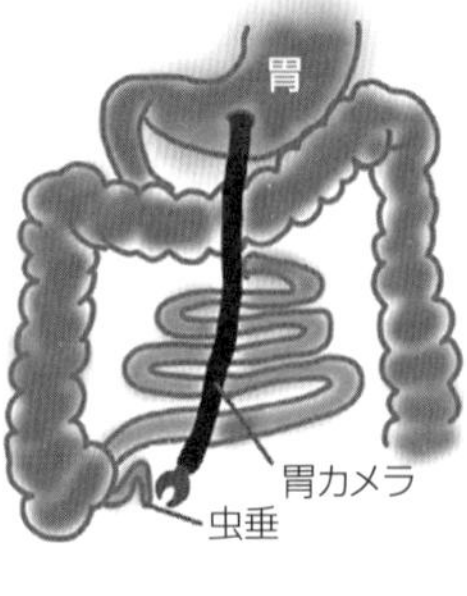

胃に穴を開け、胃カメラで虫垂を切除し、口から取り出すことにより皮膚に創をつけない手術

り出すことが可能で、われわれも例外的にＮＯＴＥＳに近い手術を行ってきました。具体的には、切除した直腸を肛門から取り出す手術や、胃病変を伴った胆石症を胃や口から取り出す手術などです（写真１）。どちらも体表面に創をつくらず取り出すことができ、術後の痛みの軽減が期待できました。

２つ目はロボット手術です。当初はただ単に声でカメラを動かすといった「ＡＥＳＯＰ」と呼ばれる簡単なロボット（写真２）を使用していたのが、現在のロボット手術の主流である「ダヴィンチ」というロボットへ、大きな進歩を遂げました。現在ロボット手術といえば、おおよそダヴィンチのことを指しますので、使用に値するロボットが完成した時期といえます。

2010年代（ロボット手術導入期）

ロボット手術は自費診療でしかできず、患者さんの大きな負担を病院が持ち出すことも多かったため、なかなか普及しませんでした。当時、日本にはロボット導入の際に指導ができる施設がなく、ロボット手術を開始するには、この手術が普及している韓国まで見学に行くことが義務として課せられていた、ということも普及が進まなかった理由のひとつです。つまりこの時点で、日本のロボット手術は10年ぶんも韓国の後塵を拝していました。日本はロボットに強いというイメージがあるかもしれませんが、現実には韓国が、すでに追いつけないレベルに

写真1　NOTES手術

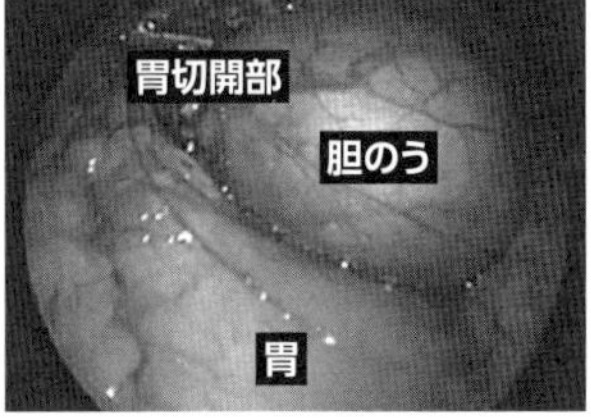

胃に開いた穴より、胆嚢を胃内へ引き込み、口から胆嚢を取り出す手術

写真2　ロボット手術での腹腔鏡下遠位側胃切除術（01年）

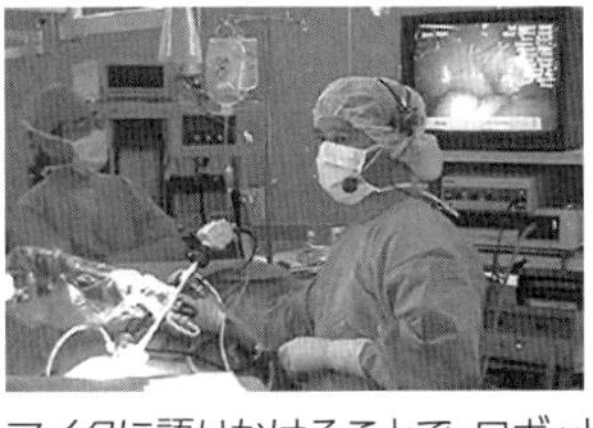

マイクに語りかけることで、ロボットアームがカメラを動かすという機能のみを有したロボット

まで先行していました。

そんな中、日本でも少しずつロボットが導入され、徳洲会病院でも13年にとうとう開始となりました（写真3）。ただその導入速度は遅く、年に数例行えるくらいの状況でした。

そのように細々としかロボット手術ができない時期が続いた後、ようやく18年に、日本でも胃がん・大腸がんなどの手術が保険適応となりました。この効果はやはり大きく、現在、東海地区においては、名市大病院がロボット手術の拠点となっています。

最もこのロボット手術の優位性が出るのは、難易度の高い、肝がんや膵がんの手術などであろうと考えられます。ロボット手術では、極めて繊細で安定した操作が可能だからです。

たとえば膵がん患者に対して行う、膵臓の膵管と腸をつなぐ「膵管空腸縫合」はたいへんな緊張を要します。1～2㎜しかない膵管に、最低でも4針以上針糸をかけて縫合しなければならないからです。膵液が腹腔内に漏れると、自分の臓器を溶かしてしまうので、失敗は許されません。腹腔鏡でも難しい手術ですが、ロボット手術ならカメラを深く入れることができ、良好な視野の中で多関節のアームを自由に動かせるので、この繊細な手術もやりやすくなります。今後ロボット手術に置き換わっていく可能性は、かなり高いです。

すでに症例数が圧倒的に多い中国では、通常丸1日かかるこのような手術を、

写真3　コリア大学のキム教授指導のもとで開始したロボット手術

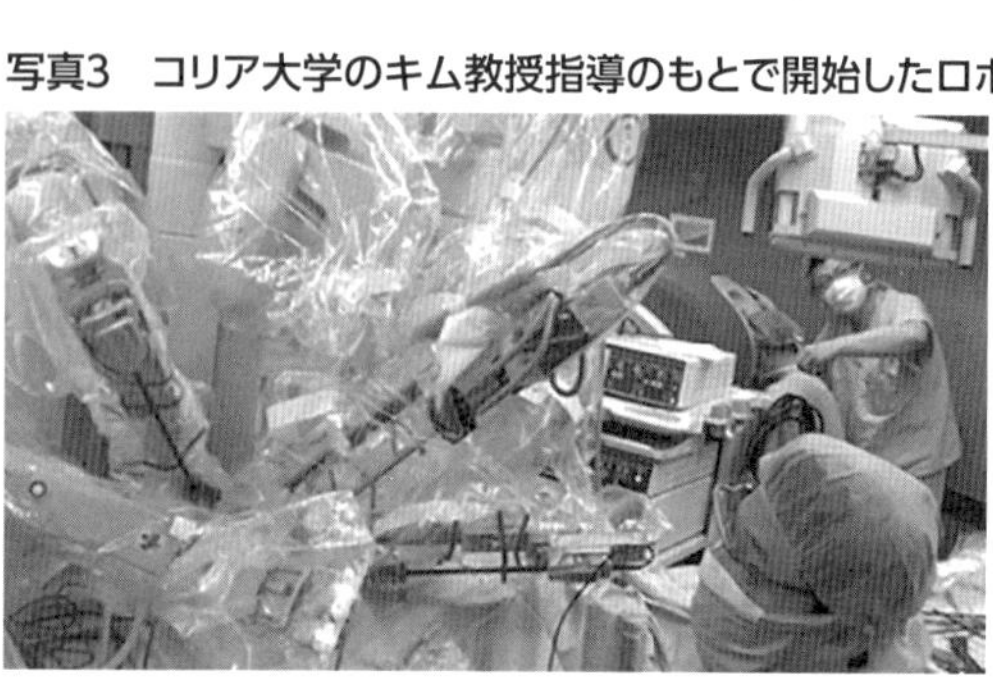

3時間ほどで終えてしまう施設もあります。限られた施設ではありますが、そのような施設ではロボット手術がすでに標準化されています。このように韓国同様、アジア周辺国の一部も、日本よりかなり先に行ってしまっているというのが現状です。

ロボット手術はこのようにわれわれ外科医の未来を担っていますが、まだ高価で、その導入費用・維持費用を考えると、現在でも決して利益の出る状況ではありません。しかしながら、諸外国の状況を鑑みると、やはり多くの消化器がん手術がロボット手術へと置き換わっていくことは自然な流れと考えられます。ここ2、3年では、多くの他社製ロボットの登場が予定され、価格の低下も見込まれています。

写真4　3mm鉗子を用いた胃内手術

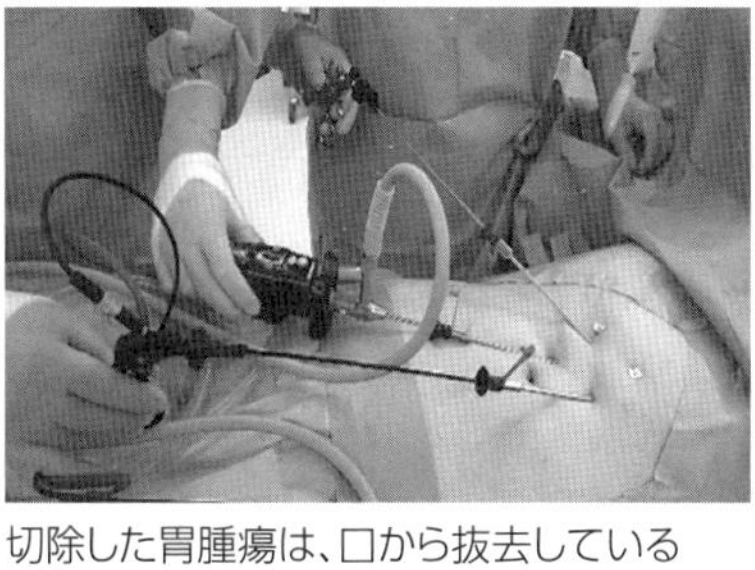

切除した胃腫瘍は、口から抜去している

直近の10年では、ロボット手術ではありませんが、日本においても一部の施設で、肝臓・膵臓・食道などの高難易度手術が腹腔鏡手術として標準化され始めました。消化器領域における腹腔鏡下手術化は、施設を限定すれば終了したともいえるでしょう。

一方、NOTES手術に関しては、臓器を取り出すため腸に開ける穴を安全に閉じる技術がまだ確立されておらず、大きな変化はあまりなかったというのが現実です。したがって、超細径鉗子《かんし》などを用いた手術が細々となされてきました。

2020年代

さて、すでに20年代に突入しておりますが、この10年間にはどんなことが起こり得るでしょうか。新たに導入されるであろう技術を、以下に紹介します。

①ＶＲ（Virtual Reality　仮想現実）・ＭＲ（Mixed Reality　複合現実）

徳洲会病院では、すでに術前の血管構築をＶＲで行い、術前シミュレーションを行うことを始めております。ＭＲ[※2]と呼ばれる次の段階への移行もさらに始まっており、すでに術野への投影が可能となっております。

ロボット手術のモニターに、リアルタイムで血管などを投影する技術は、すでに完成されていると思われます。見えないはずの血管が臓器に投影され、安全な手術が行われることが期待されます。

②ＡＩ（Artificial Intelligence　人工知能）

ＡＩは、すでにわれわれの日常生活に浸透し始めています。たとえば将棋対局の際、次の最善手がＡＩによって表示されます。食品を買うときには、ＡＩがそれを自動認識し、会計を行うなど、いろいろなところで導入されています。

次に来る大きなできごとは、車の自動運転ではないでしょうか。車の自動運転が法的に認められることは、手術にも大いに関与します。自動運転には「事故」

写真5　VR 骨盤内血管のシミュレーション

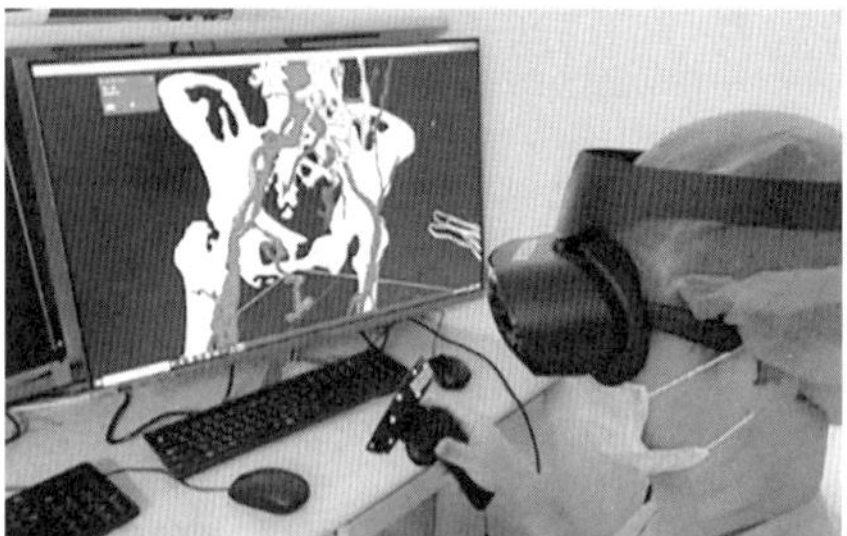

※2　MR
複合現実。現実空間に仮想のものをリアルタイムに混ぜ込ませる技術。たとえばゲームの「ポケモンＧＯ」のような、実際の風景中に仮想のモンスターを映し出すようなもの。
医療では、手術中の実際の術野に、目では見えない血管をリアルタイムで投影するなどの応用が考えられる。

が起こり得ますが、それを社会が安全と認識し許容するとなれば、それはそのままロボット手術にも当てはまります。

医療の世界でも、胃カメラ検査にＡＩを導入することなどが試みられています。がんの発見においては、ＡＩの目はすでに専門医の目を上回っているともいわれています。手始めとして、診断はこれからかなりの部分がＡＩ診断に置き換わっていくことでしょう。

③量子コンピュータ（quantum computer）・ビッグデータ

以前は短期的には無理だろうといわれていた量子コンピュータが、ついに19年10月、グーグル社より発表されました。量子コンピュータは、簡単にいえば計算の効率化、高速化を可能にします。今まで不可能であった計算も、このコンピュータで可能となるのです。

これは外科の世界に、何をもたらすのでしょうか。現在、日本の手術データは「ＮＣＤ」[※3]という共通のシステムに蓄積されていますが、これらのデータに直接、手術の動画を保存できるようになる可能性があります。これがいわゆる「ビッグデータ」で、この動画をＡＩに、量子コンピューティングにより学習させれば、そして自動車の自動運転のごとく信頼度が上がれば、自動ロボット手術が可能となるでしょう。

※3 National Clinical Databaseの略。

④５Ｇ（5 Generation）

無線通信を高速化させるのが、５Ｇです。５Ｇが届く圏内にいれば、遠隔地にいても手術が可能となります。僻地《へきち》医療においては、重要な手段となるでしょう。外科学会もすでに取り組みを開始しています。

⑤プレシジョン・メディシン（Precision Medicine　精密医療）

個々の遺伝子情報に基づいた効率的治療を指すプレシジョン・メディシンは、15年にアメリカのオバマ大統領が提唱したもので、世界的な潮流となっています。外科では手術をするだけではなく、がんを最初から最後まで診療します。個々人に合わせた精密な薬剤の処方などができるようになれば、外科の仕事も効率化され、手術をしなくてもいい症例も事前にわかりやすくなる可能性があります。

これらの新技術による、未来予想をしてみましょう。胃がんでシミュレーションしてみます。

まずは、検診で採血を行います。そこでビッグデータに基づき、胃がんの遺伝子異常が見つかります（プレシジョン・メディシン）。次に、内視鏡によるＡＩ診断で胃がんが確認されます。さらにＣＴによるＡＩ診断がなされ、手術の可否が判定されます。

さて、ここからがわれわれの出番である手術ですが、まずはＭＲにより血管の走行の様子や、胃の切除部位をリアルタイムにシミュレーションしつつ行います。

これはもう、今すぐにでも可能です。ロボットは結局単なる電気コードで、われわれの指の繊細な動きを手術器具に伝えています。その信号と同レベルの電気信号を、ビッグデータに取り込まれた手術動画をＡＩ学習したコンピュータが、ロボットに伝送すればよいのです。ビッグデータを学習した量子コンピュータが世界のどこかに1台（グーグルのものでよいかもしれません）あれば、その1台が最も優れた外科医となり、遠隔医療で全世界のロボット手術を操作できるようになります。

つまり、われわれ外科医の仕事はＡＩには劣り、責任をとるための監視役となるのです。ＡＩがさまざまな仕事を奪っていくことは、すでに他職種では既定路線です。

以上がこれからの手術の未来予想図ですが、わたしは実は、別の予想も抱いています。人類の英知が、このＡＩロボットの外科領域への侵略を止めることです。創薬や、光電磁波治療[※4]、核酸治療などにより、がんが制御され、手術そのものが不要となることです。外科医の仕事がなくなるのは一緒なのですが…。

※4　光電磁波治療には、楽天メディカルが始めた光免疫療法などが挙げられる。核酸医療は、たとえばコロナウイルスに対するワクチンのような、ｍＲＮＡの遺伝子導入療法など。

既存のくすりで別の病気を治す！
～ドラッグ・リポジショニング～

医学研究科薬理学　教授　大矢 進

新型コロナウイルス感染症（COVID－19）の世界的大流行により、くすり（医薬品）やワクチンの開発の動向が注目されています。一方、それらの緊急的な使用認可について、安全性や有効性を問題視する意見も少なくありません。本稿では、COVID－19の治療薬開発にも活用されている「ドラッグ・リポジショニング」について解説します。

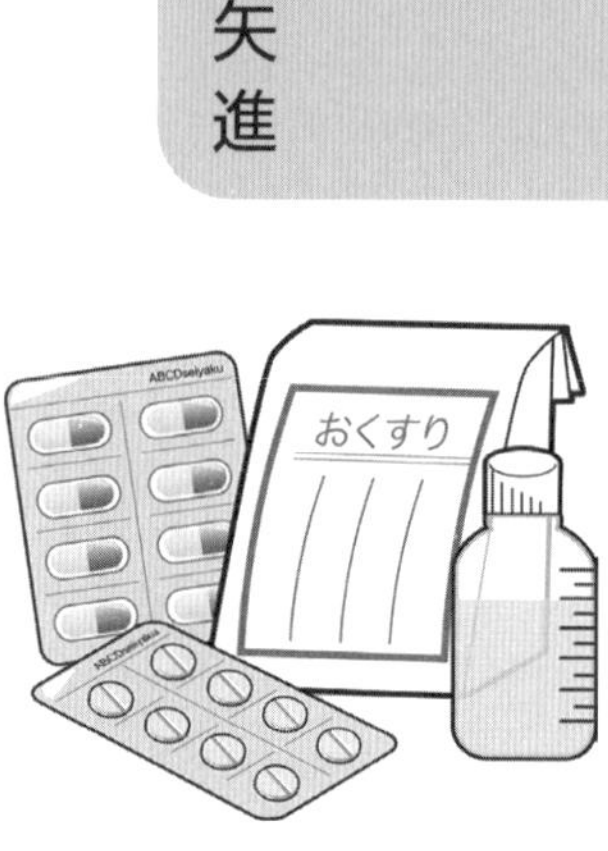

医薬品の開発には、長い年月と莫大な予算が必要！

新しいくすり（新薬）の開発には、10～20年の長い期間と、数百～数千億円の莫大な予算が必要になります。近年、新薬の候補となる化合物の効果を高速で解析[※1]する技術や、化合物を効率よく合成する技術、薬物と治療の対象となる病気の相互作用を予測する技術など、新薬を効率よく開発するための革新的な技術が続々と登場しました。それにもかかわらず、新薬の開発は世界中で停滞していま

※1　スーパーコンピュータ「京」により、計算機では2年かかっていた作業が5時間程度に短縮された。

す。ある化合物が実際に新薬として患者さんに届く確率は、約3万分の1です。

日本の医療費の中で、薬剤費は約3割、8兆円を占めています。その削減を目的として登場したのが、「ジェネリック医薬品（後発医薬品）」です。厚生労働省はジェネリック医薬品の使用を推奨し、80％の使用率達成を目標として掲げました。しかし、主力製品の特許切れに伴う安価なジェネリック医薬品への切り替えで、製薬会社の業績は大きく落ち込み、新薬開発のための予算が十分に確保できなくなりました。ジェネリック医薬品メーカーが急成長を遂げている一方で、莫大なコストをかけた先発品の売り上げが、特許切れ後に8〜9割減少することもあります。

そこで、新薬開発の停滞を打破する手段として、既存薬[※2]を利用した安価かつ確実性の高い新薬開発、「ドラッグ・リポジショニング（Drug Repositioning）」が注目されることになりました。

※**2**　なんらかの疾患を対象に承認・販売された医薬品や、承認・販売には至らなかったものの臨床試験の少なくとも一部が実施されており、基本的な安全性が確認されている化合物。

既存のくすりが別の病気の治療に使える、ドラッグ・リポジショニング

たとえば、発毛剤として有名な「ミノキシジル〔商品名：リアップ®〕」は、もともとは高血圧治療薬として開発されていたものでした。それが、治療を受けた患者さんに発毛効果が認められ、その後、発毛剤として販売されるようになっています。緑内障治療薬の「ビマトプロスト」も、服用した患者さんに〝まつ毛

治療薬）として開発されました。

が伸びる〟という副作用が出現し、その後、まつ毛を伸ばすくすり（睫毛貧毛症

現在、ＣＯＶＩＤ―19の治療薬やワクチンの開発に関するニュースがちまたにあふれていますが、重症のＣＯＶＩＤ―19治療薬として米国で緊急使用許可され、日本でも特例承認された（20年5月）「レムデシビル」は、もともとエボラ出血熱の治療薬として開発されていたものです。すでにインフルエンザ治療薬として承認されている「ファビピラビル（商品名：アビガン®）」も、軽症のＣＯＶＩＤ―19治療薬として治験が行われています。いずれのくすりにも、ＣＯＶＩＤ―19のようなＲＮＡウイルスの「ＲＮＡ依存性ＲＮＡポリメラーゼ」を阻害し、ウイルスの増殖を抑制する、という作用があります。

また、「サイトカインストーム」[※3]と呼ばれる過剰な免疫反応による臓器障害を抑制し、重症化を阻止するために、気管支ぜんそく治療薬吸入ステロイド[※4]の「シクレソニド（商品名：オルベスコ®）」、関節リウマチの治療薬として使用されるＩＬ―6阻害薬[※5]「トシリズマブ（商品名：アクテムラ®）」やＪＮＫ阻害薬[※6]「バリシチニブ」の治験も行われています。今後、安全性と有効性の高い日本発のＣＯＶＩＤ―19治療薬が認可されることが期待されています。

超高齢化社会を迎えた今、患者さんがますます増えている認知症の治療にも、ドラッグ・リポジショニングが期待されています。認知症全体の7割は、高齢化

※3　サイトカインストーム
感染症などにより、血中のサイトカイン（主に免疫系細胞から分泌される生理活性物質）の異常な上昇が生じ、血管拡張などを介して、ショックや臓器不全などを起こす状態。

※4　吸入ステロイド
強力な抗炎症作用をもつステロイド（副腎皮質ホルモンのひとつ）の吸入薬。副作用も比較的強い。

※5　ＩＬ―6
免疫応答や炎症応答において重要な役割を果たしているサイトカイン。大阪大学元総長の岸本忠三氏が発見した。関節リウマチ治療薬のトシリズマブ（商品名：アクテムラ）は、国産初の抗体医薬品である。

※6　ＪＮＫ
Jun amino terminal kinase の略。タンパクリン酸化酵素のひとつで、細胞の増殖、分化、アポトーシスなどを制御する。

とともに急増するアルツハイマー型認知症（アルツハイマー病）です。このアルツハイマー型認知症は、現在、病気の早期段階を画像診断などにより精密に評価できるようになっており、発症前の予防薬や早期段階の治療薬の開発に注目が集まっています。

血管内で血液が固まらないようにする働きのある「シロスタゾール」は、脳梗塞の再発防止に用いられているくすりですが、軽度の認知障害への有効性が認められたため、現在治験が行われています。「テプレノン〔商品名：セルベックス®〕」には胃粘膜を保護・修復する作用があり、胃炎の治療に用いられていますが、脳神経細胞死を防止することが報告されたため、こちらもドラッグ・リポジショニングの一例として期待されています。そのほかにも、糖尿病の治療薬「ビオグリタゾン」、更年期障害の心身症や高脂血症の治療薬「ガンマオリザノール」、イワシなどの青魚に豊富な「ドコサヘキサエン酸（DHA）」などが、認知症のドラッグ・リポジショニングの成功例になる可能性があります。

ドラッグ・リポジショニングはなぜ有用なのか

医薬品の開発には、「基礎研究」、「前臨床試験」、「臨床試験」、「承認申請」、「承認」、「販売」、「市販後調査」など、多くのステップがあります（図表1）。

「基礎研究」では多くの化合物の中から、ある病気に有効な新薬の候補を選びます。「前臨床試験」では、動物実験により新薬候補の有効性や安全性を検証し

図表1　医薬品開発のさまざまなステップ

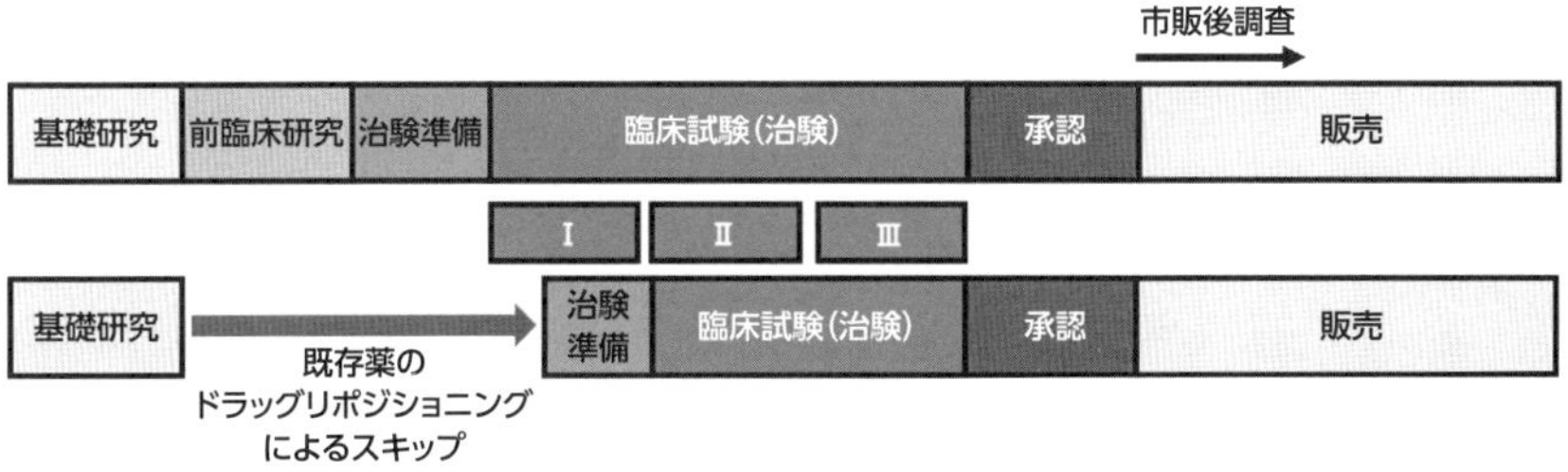

ます。

「臨床試験」は「治験」とも呼ばれ、ヒトでの安全性や有効性を確認します。第Ⅰ～Ⅲ相の順に、３段階で実施します。第Ⅰ相では健康な成人のボランティアの方を対象に、安全性を確認します。第Ⅱ相では少数の患者さんを対象に、安全性に加えて効果的な使い方（用法、用量）を確認します。第Ⅲ相では多数の患者さんを対象に、有効性や安全性を確認します。

「承認申請」では、治験成績などを厚生労働省に提出し、審査が行われます。厚生労働省所管の独立行政法人として設置された「医薬品医療機器総合機構（通称ＰＭＤＡ）」が、医薬品や医療機器の承認審査の効率化と審査期間の短縮化を実現しています。しかし、臨床試験まで至ったとしても、多くの新薬候補が治験の途中で問題が生じて開発中止となったり、販売後の重篤な副作用の報告により販売中止になったりしています。

既承認薬や開発・販売中止になった医薬品を利用するドラッグ・リポジショニングでは、図表１に示したように、「基礎研究」から「臨床試験」（第Ⅱ相）までのステップを省略することができます。そのため、開発期間において3～12年、開発費用において50～60％の削減効果があると試算されています。副作用による臨床試験中止のリスクも、低くなっています。

薬害を起こしたくすりが使えることもある

薬害を引き起こしたために、製造・販売中止となったくすりが、ドラッグ・リポジショニングで再開発できることもあります。薬害をふまえた安全管理の徹底と用量の厳重化は必要ですが、これまで治療が難しかった病気に高い効果を発揮できる可能性があります。

たとえば、抗マラリア薬として用いられた「クロロキン」は、網膜症という重篤な視覚障害を引き起こしました。しかし、クロロキンから誘導された「ヒドロキシクロロキン」は、※7膠原病《こうげんびょう》や関節リウマチといった自己免疫疾患の治療薬として、15年から使用が認可されています。このくすりは、トランプ前アメリカ合衆国大統領が「COVID―19の予防に服用している」と発言したことでも有名です。

整腸薬として用いられた「キノホルム」は、「スモン病※8」という重篤な神経障害を引き起こしました。しかし最近、このキノホルムがアルツハイマー病の原因物質を溶かして認知機能の低下を抑えることがわかり、アルツハイマー病の診断薬として用いられています。

睡眠薬や胃腸薬として「サリドマイド」を服用した妊娠中の女性には、奇形児出産が多発しましたが、10年に血液がんの一種である「再発性・難治性多発性骨髄腫」の治療薬として販売が認可されました。

※7　膠原病
全身の皮膚、筋肉、関節などで炎症が生じる慢性の病気。特に女性に多い。

※8　スモン病
神経毒性により、亜急性脊髄・視神経・末梢神経障害を起こす病気。

外国で承認されたくすりが使えるようになるまでの〝ドラッグ・ラグ〟

外国で承認された医薬品が、その後日本国内で使用できるようになるまでの期間を〝ドラッグ・ラグ〟と呼びます。これは、「治験着手までの時間」、「治験期間」、「審査期間」が各国で違うことにより生じます。10年ほど前には、欧米主要国におけるドラッグ・ラグが平均1年前後であるのに対し、日本では5年弱もありました。世界の医薬品市場における売上高上位100品目の中に、日本で未発売のくすりは11品目あり、世界で承認された新薬のなんと半分程度が日本では使用できませんでした。

なぜ外国で許可されたくすりを、日本で再び治験しなければいけないのか。それには、遺伝子配列の違いがあります。「ヒトゲノム計画」によりヒトの全遺伝情報が解読され、ヒトの遺伝子配列は99・9％同じであることがわかりました。しかし、このたった0・1％の違いは、外見、性格、体格の違いの一因になるだけでなく、病気へのかかりやすさやくすりの効果・副作用の出現の個人差に影響する場合もあります。

よく知られている例は、欧米人と比べて日本人にはお酒に弱い人が多いこと。これはアルコール分解酵素が低活性型である方が、日本人に多いことによるものです。

われわれの体内には薬物を分解する酵素があり、個人間や人種間における遺伝子のわずかな違いにより、酵素の活性が大きく変わることがあります。正常な迅速代謝型（高活性型）と比較して、遅延代謝型（低活性型）の遺伝子をもつ方では、通常用量のくすりを服用することにより、他人よりもくすりの効果が増強されたり、副作用が出現したりすることがあります。よって、外国で許可されたくすりであっても、日本で治験をして有効性や安全性を検証しなければなりません。

最近では、国を挙げたドラッグ・ラグ解消への取り組みにより、欧米とほぼ同じ期間（半年程度）にまで大きく改善されています。製薬企業は、国際共同治験に積極的に参加することで、「治験着手までの時間」を早めることに成功しました。国は病院ネットワーク[※9]を構築し、治験・臨床研究ネットワーク体制を整備することにより、「治験期間」を短縮させています。

また、PMDAは審査員を増員して審査を迅速化し、「審査期間」を短縮させました。重篤・致命的な病気や稀少疾患において、「アンメットメディカルニーズ[※10]（unmet medical needs）」を満たす可能性のある新薬候補には、審査上の優遇措置を与えています。海外で使用されている新薬を使用したいと願う日本の患者さんへ、必要なくすりを迅速に届ける努力が続けられています。

※**9** 複数の医療機関がひとつの医療機関として機能できる体制を構築し、病院間の治験・臨床試験に関する情報を共有することで、より多くの症例を集められるようにしている。

※**10** **アンメットメディカルニーズ** 治療法が見つかっていない病気に対する医療ニーズ。

AIで加速するドラッグ・リポジショニング

田辺三菱製薬株式会社、第一三共株式会社、アステラス製薬株式会社の国内大手製薬会社3社は、17年にドラッグ・リポジショニング化合物ライブラリー[※11]を用いた新薬探索プログラム「ＪＯＩＮＵＳ」を共同で構築しました。

これは、臨床試験や前臨床試験を実施した後に開発を中止した化合物を、国内研究機関（大学、公的研究機関、企業等）の研究者に提供するものです。また、国内の製薬系企業22社が提供する化合物ライブラリー（約20万化合物）を活用する、国家レベルのプロジェクトも始まっています。

このように、ドラッグ・リポジショニングによる新薬候補の化合物数が莫大に増えることで、最適な化合物と治療したい病気との組み合わせを迅速に探索する方法が求められるようになりました。そのひとつの方法として開発された新技術が、薬剤と疾患標的の莫大な情報（ビッグデータ）をＡＩ（人工知能、Artificial Intelligence）が学習し、新薬を推論する〝ＡＩ創薬〟です。有害な副作用の原因となる可能性のある化合物を、ＡＩが天然および合成された何万種類もの化合物ライブラリーから排除し、新薬候補を選ぶ手間を大幅に短縮できるようになりました。

これにより、ドラッグ・リポジショニングによる創薬が全世界的に加速されて

※11 化合物ライブラリー
生体分子に結合してその機能を変化させる可能性のある低分子化合物を系統的に集めた新薬候補の化合物群。数百から数十万化合物により構成される。

います。ＡＩを利用した医薬品開発の経済効果に関する試算では、開発期間とコストが半減し、開発費用が業界全体で１・２兆円削減されるといわれています。ＡＩはＣＯＶＩＤ―19の治療薬開発にも活用されており、20年初夏には、ＡＩを活用したドラッグ・リポジショニング研究で数百の治療薬候補が探索された、という報道もありました。ＡＩを利用した医薬品開発には、新規ＩＴ系企業の参入が目立っており、ブリヂストン、ＮＥＣ、富士通などの大手メーカーも、ＡＩを活用した創薬事業に本格参入するようです。

個人の遺伝子情報にあわせたくすりの選択

現在、ジェネリック医薬品の使用促進、ポリファーマシー[※12]への介入による減薬、セルフメディケーション[※13]の普及による医療費削減が進められています。化合物ライブラリー、医療データベース、技術を活用した戦略的なドラッグ・リポジショニングも今後ますます加速していくでしょう。

さらに、患者さんごとに異なる個人の遺伝子情報を活用したゲノム医療は、治療効果は高いが一部の患者さんの副作用のために開発や販売が中止となったくすりの再活用を可能にし、くすりの選択肢が少ない希少病で苦しむ患者さんに効果の高いくすりを提供できるかもしれません。

がん治療薬では、患者さんの遺伝子やタンパクを調べ、特定のくすりが効く可

※12　ポリファーマシー
複数の病院などで処方された多くの薬を服用することにより、副作用などの有害事象を起こすこと。常時薬を5剤以上服用する高齢者に、重大な転倒事故を負わせるリスクを高める可能性がある。

※13　セルフメディケーション
世界保健機構ＷＨＯの定義によると、「自分自身の健康に責任を持ち、軽度な身体の不調は自分で手当てすること」。

能性の高い方を選別する試みがスタートしています。がん治療薬は、一般的に重篤な副作用が出現する可能性が高く、中には非常に高価なくすりもあります（「分子標的薬」と呼ばれるくすりは、1カ月の治療費が数十万～数百万円）。無駄な治療を回避し、副作用の出現リスクを減らして医療費を削減するためには、それぞれの患者さんに適切なくすりを選択すること（「個別化医療」、「オーダーメイド医療」、「プレシジョン・メディシン」などと呼ばれます）が肝要です。そのために開発されたのが、がんに関連する多数の遺伝子を調べる「がん遺伝子パネル検査」※14 や、くすりがよく効き副作用がない患者さんを見つける「コンパニオン診断薬」※15 で、これらは高い治療効果を発揮して患者さんの満足度向上につながっています。

名市大病院は18年4月に、厚生労働省より「がんゲノム医療連携病院」に指定され、同年10月に「がんゲノム外来」が設置されました。※16 がんゲノム医療中核拠点病院と医療連携を図りながら、患者さんごとの個別化医療の提案や提供などの充実を目指しています。ご興味のある方は、「がんゲノム外来」のホームページをご覧ください。

がんゲノム外来HP
（QRコード）

※14 がん遺伝子パネル検査
がんは遺伝子に傷がつくことによって発生する。そこで、がん細胞の数十～数百個の遺伝子を一度に調べ、異常の生じている遺伝子を一気に見つけ出し、それに適した治療を検討する検査が「がん遺伝子パネル検査」。

※15 コンパニオン診断薬
ある分子標的薬がある患者に効くかどうかは、その分子標的薬が対応する遺伝子変化がその患者にあるかどうかによる。特定の遺伝子変化の有無を調べるのが「コンパニオン診断薬」。

※16 がんゲノム医療を牽引し、臨床試験や治験を担うのが全国12カ所の「がんゲノム医療中核拠点病院」で、がんゲノム医療中核拠点病院と連携し治療にあたるのが「がんゲノム医療連携病院」。

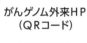

コラム
Column
3

脚が「浮《む》腫《く》む」のでとても心配!

医学研究科　特任教授
医学部附属東部医療センター　病院長　大手 信之

食欲もあり元気なご高齢の方から、「脚がむくんだ（すね、足首、足の甲を指で押すと凹んだまま戻らない）ので行く末が短いのではないか？」とご心配の相談を受けることがあります。

むくみの原因は、血管の外の皮下組織に過剰に溜まった水分（リンパ液）です。毛細血管の動脈側から染み出た水分（種々の物質が溶けています）は、組織に栄養を届けた後、静脈やリンパ管に回収されます。その際、水分の90％が静脈に戻り、残りの10％がリンパ管に戻るという仕組みになっており、静脈の流れが滞ると、リンパ液があふれて回収しきれなくなります。むくみを減らすには、静脈の働きを活発化させることが必要です。

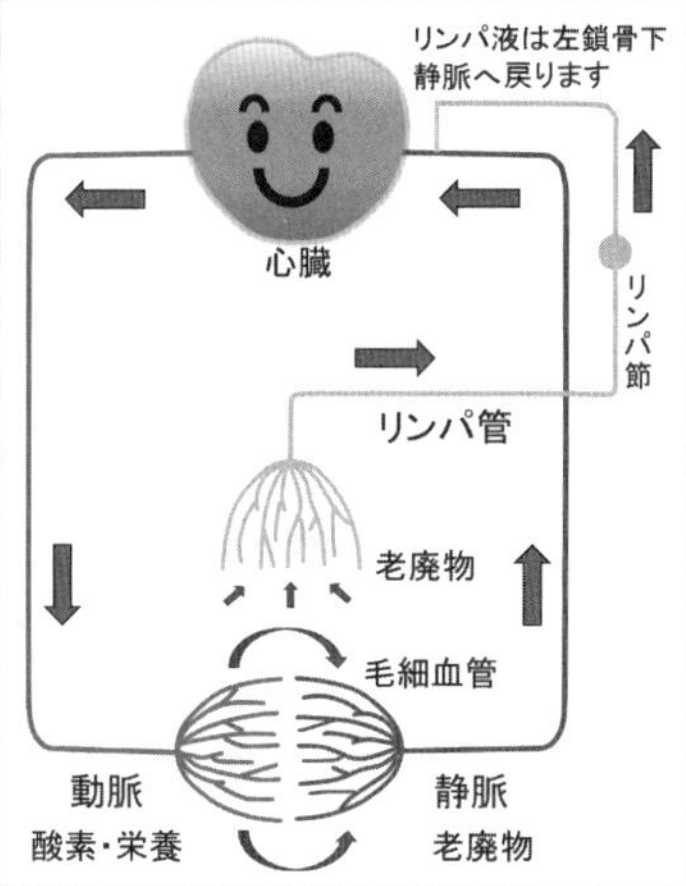

心臓は通常120mmHg以上の血圧を生み出し、その圧力で血液を全身に送ります。しかし毛細血管に至ると、圧力はほぼゼロにまで低下します。では、静脈の血液はどのようにして心臓に戻るのでしょうか？立っているとき、頭は心臓より上にあるので、上半身の血液は容易に心臓に戻りますが、下半身の血液はどうやって重力に抗して心臓まで戻るのでしょう？

答えは、脚を動かすことです。脚が動くと下半身の筋肉が収縮し、静脈が押ししぼられ、血液は心臓の方向へ戻ります。静脈には弁がついており、逆流しないようになっています。元気な心臓には戻ってきた血液を吸い込む働きがあり、血液が静脈に滞留しないよう機能しています。よって、心臓の動きが悪くなったり（心不全）、静脈の弁が悪くなると（静脈瘤《りゅう》）脚がむくむようになります。

しかし、脚のむくみの一番の原因は運動不足です。脚の静脈内の血液を、心臓近くまで送れないことが原因です。散歩を日課にするだけで脚のむくみは防げます。そしてすっきり気持ちよく毎日を過ごしましょう。

ただし、足のむくみに加えて、動いたら動悸《どうき》・息切れがする、あるいはふとももまでむくむような場合には、すぐに専門医（循環器内科）を受診して下さい。

狭心症・心筋梗塞
～手術の前にまず予防！～

名古屋市立大学医学部 臨床教授／豊川市民病院循環器内科 診療部長
鈴木 健

虚血性心疾患になると、狭心症から心筋梗塞になり、命に関わりますが、治療技術も向上を続けています。さまざまな治療法について解説します。

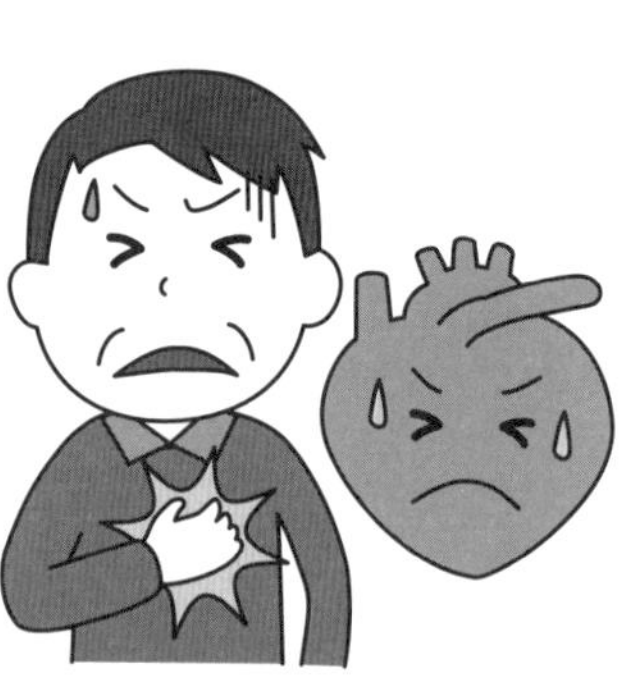

冠動脈が狭くなって起こる、虚血性心疾患

心臓は、一般成人では握りこぶし大（重量約200～300g）の大きさで、1分間に約5ℓの血液を休むことなく体中に送り出す、ポンプのような役割をしています。ポンプのようなこの働きは、心臓の筋肉（心筋）の収縮と弛緩《しかん》がくり返されることによって起こります。

「冠動脈」とは、心臓の表面を冠のように覆い、心筋に動脈血を供給する血管のこと。体中に血液を送り出すため絶えず働く心筋にとって、酸素や栄養素を供給する冠動脈は、非常に重要な役割を担っています。

「虚血性心疾患」は、この冠動脈の内壁にコレステロールなどが沈着し、血管

図表1　心臓の構造

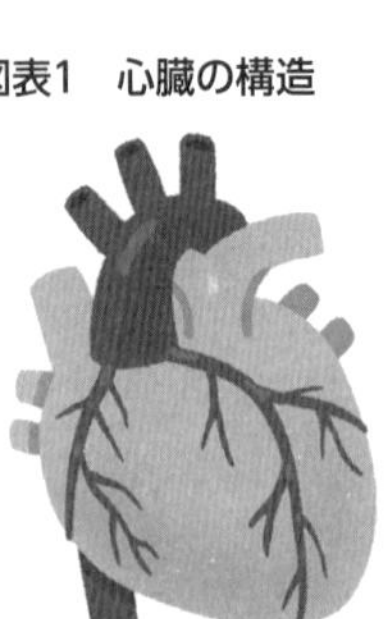

内腔が狭くなって、心筋への血流の流れが妨げられる病気です。こうなると、心臓が血液をスムーズに送り出せなくなってしまいます。

狭心症と心筋梗塞

十分な血液を心筋に送ることができなくなると、何が起こるでしょう。

まず、胸の痛みや圧迫感などの症状が出ます。これを「狭心症」といいます。走ったり階段を上ったりすると、胸の痛みが数分続き、休むと症状が治まります。心筋梗塞に移行しないよう、症状が出た際にはニトログリセリン（血管を拡張する薬物です。主治医にあらかじめ処方してもらいましょう）を舌の下に入れてください。

「心筋梗塞」は、冠動脈が完全に閉塞してしまい、血流が途絶えて心筋が障害を受けた状態です。心筋梗塞が起こると、激しい胸の痛みや、胸を締めつけられるような苦しさに襲われ、痛みが持続します。

激しい胸の痛みが15分以上続くようであれば、救急

図表2　虚血性心疾患が起こる仕組み

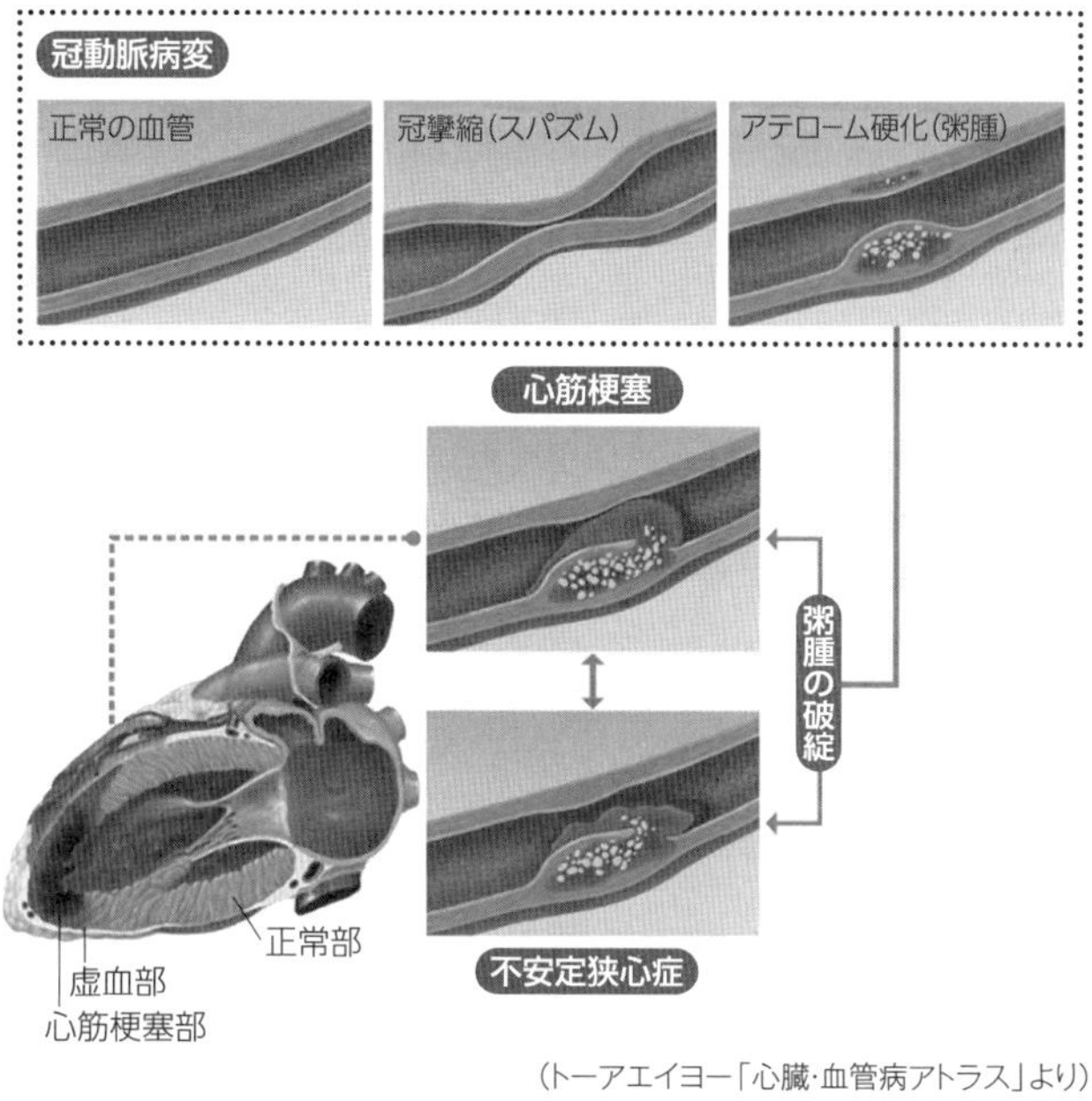

（トーアエイヨー「心臓・血管病アトラス」より）

車を呼ぶようにしてください。心筋梗塞の場合は、時間とともに心筋が壊死します。われわれ医療従事者が1分1秒を争って治療している病気であることを、ご理解いただきたいと思います。

ただ、心筋梗塞の発作時の痛みは多様で、「放散痛」といって、背中やあご、左肩など、広い範囲に現れることも少なくありません。人によっては「不快な感じがする」程度の症状しか出ないこともあります。糖尿病を長く患っておられる方や高齢者では特に、症状が弱く出ます。軽い症状でも長く続くようなら、すぐに救急車で、循環器系の治療が可能な総合病院を受診するようにしてください。

図表4は、当院を来院した急性心筋梗塞の症例の死亡率です。30年前と比較すると、われわれの治療技術の発達とともに低下しているのがわかります。

しかし、来院前にすでに心肺停止してしまい、そのまま当院救急外来で死亡された方が、以前とほぼ変わらず13%もいます。心筋梗塞の患者は、併発する心室性の不整脈により、病院へ来る前に心臓が停まってしまうことが多々あり、その方々が救命できていないからです。

ご家族の意識が、運悪く救急車の到着前になくなってしまったような場合は、記事末に掲載するような心肺蘇生法で救命を試みてください。

図表3　心筋梗塞や狭心症の痛みは胸痛だけではない

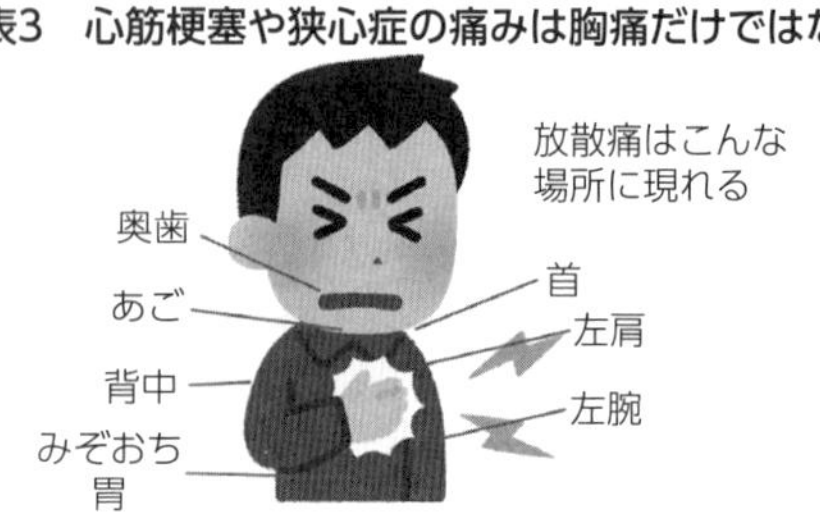
放散痛はこんな
場所に現れる
奥歯
あご
首
左肩
背中
左腕
みぞおち
胃

心筋梗塞や狭心症は、通常胸に痛みを感じることが多いが、
胸以外に痛みを感じる放散痛を生じることもある

図表4　豊川市民病院を来院した心筋梗塞患者の死亡率

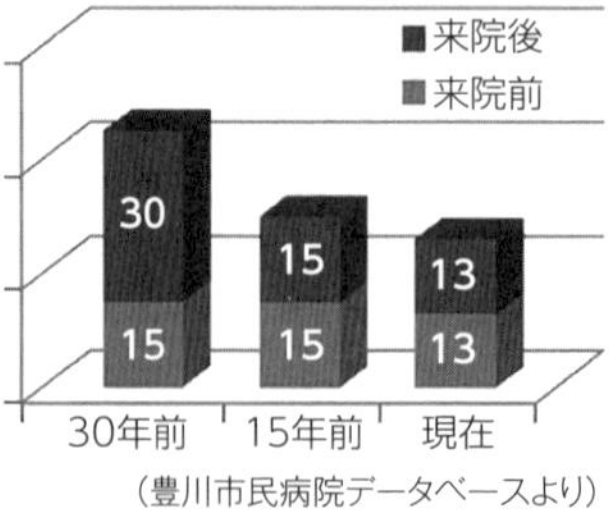

（豊川市民病院データベースより）

心筋梗塞の診断と治療の流れ

心筋梗塞では、発作が起こってから1～2時間以内に血流を再灌流《かんりゅう》させる「再灌流療法（経皮的冠動脈インターベンション）」を行えば、心筋の壊死を最小限に抑え、救命率を上げることができることが知られています。

そこでわれわれ医師に対しては、救急車が病院に到着してから、カテーテル治療（細長いチューブを利用した治療）を開始し血流を流すまでの時間を90分以内にすることが、学会の定めるガイドラインで推奨されています。当院での病院到着から血流を流すまでの時間は、2018年から現在まで、平均66分です。

最近は時間をより短縮できるように、救急車内から病院へ「12誘導心電図」※1を メール送付してもらう試みも行っています。通常は、病院到着後に病歴を確認しつつとるものですが、搬送中にそれが確認できます。心電図にST（左室収縮期の波形）が上昇しているなどの典型的な所見があれば、心筋梗塞と診断できますので、すぐにカテーテル治療の準備がなされます。

ただ、中には心筋梗塞であっても、典型的な所見が認められない患者さんもいます。その場合は、血液、心臓超音波、胸部X線で検査し、さらに重症度や合併症のチェックも行います。心筋梗塞と診断されたら、写真1のような血管造影室で、すぐにカテーテル治療を受けていただくことになります。

※1　従来12誘導心電図は病院でしかとれず、救急車内では1誘導のモニター心電図しかモニターできなかったが、最近多くの救急隊が、モニター上で情報量の多い12誘導心電図を確認できるようになった。

図表5　12誘導心電図

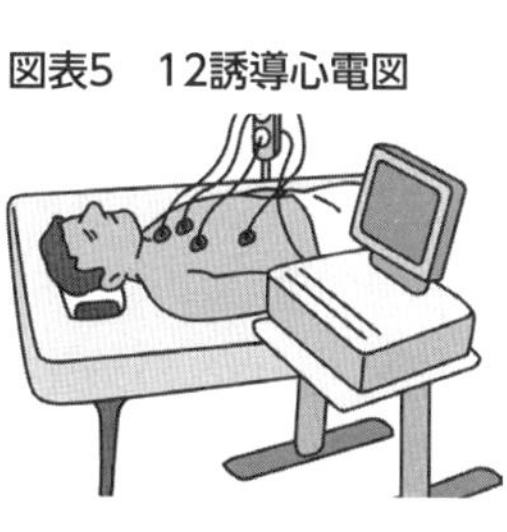

12誘導心電図は四肢誘導と胸部誘導からなる心電図で、心臓の全容がほぼわかります

写真1　血管造影室

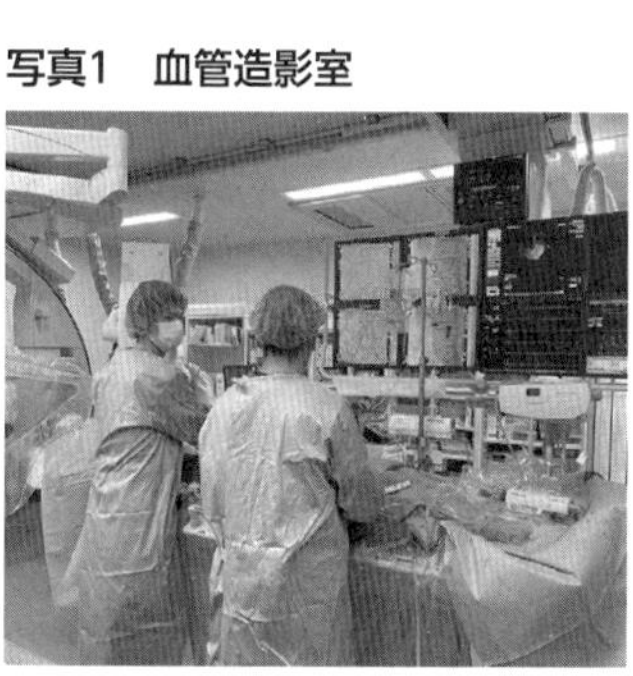

狭心症の診断と治療の流れ

狭心症は、治療法を検討するうえで「不安定狭心症」と、「安定狭心症」の2つのタイプに分けられます。

不安定狭心症とは、図表2のようにコレステロールの沈着などによりできた※2粥腫《じゅくしゅ》が破れて血栓ができ、血流に障害が出ている状態です。症状としては、胸の痛みなどが次第に頻回になり、持続時間が長くなったりします。放置すると、血管が完全に詰まって心筋梗塞に移行します。心筋梗塞に比べると緊急性は低いですが、早めの治療が必要です。

一方、安定狭心症は、図表2の上の図のように粥腫を覆う膜がしっかりしているため、すぐに破れる危険性が低く、発作の起こる回数やタイミング、強さや持続時間がほぼ決まっています。緊急性は高くありませんが、冠動脈に動脈硬化が起こっていることに変わりはないので、しっかり診断したうえでの治療が必要になります。

※2 **粥腫（アテローム）**
血管の内壁に悪玉コレステロールが沈着して、動脈硬化を起こした状態。破裂すると、傷口をふさごうとして血液が固まり、血栓ができる。

診断では、まず12誘導心電図を検査し、問診をします。

不安定狭心症が疑われれば、障害を受けているであろう、心筋から出る酵素の濃度を血液検査で測ります。酵素濃度にも腎機能にも問題がなければ、冠動脈CTで、冠動脈の状態をみます。冠動脈CTは、細い留置針で造影剤を静脈注射す

図表6　運動負荷心電図

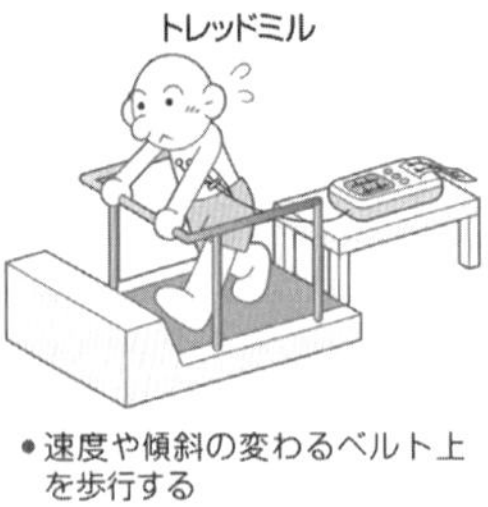

●速度や傾斜の変わるベルト上を歩行する

運動で心臓に負荷をかけることにより、狭心症を誘発して、心電図で狭心症かどうかを診断する検査

（メディックメディア「病気がみえる循環器 vol.2 第4版」より）

るだけでよく、負担の少ない検査です。

問診で安定狭心症が疑われれば、「運動負荷心電図」（図表6）や、「負荷心筋シンチ」を行います。負荷心電図は簡便ですが、しっかり歩行することができない高齢者には向かない場合があり、高齢者に対しては、薬剤で心筋に負荷をかける負荷心筋シンチを行います（写真2）。血流障害を受けている心筋の領域もわかる、という利点がある半面、やや時間がかかるのが欠点です。

最終的には「冠動脈造影検査（写真3）」で確定診断をします。1・5～2㎜程度の細さのカテーテルを使用して、造影剤を直接冠動脈に注入し、冠動脈の形態を調べます。

狭心症・心筋梗塞のくわしい治療法

冠動脈の治療法には、内科的治療法と外科的治療法があります。医師は、患者の状態、年齢などを考慮して、ご本人にとって一番適切であると判断される治療方法を選択します。

循環器内科で行う内科的治療法には、薬物療法と、カテーテルによる治療法すなわち「経皮的冠動脈インターベンション（ＰＣＩ）」があります。

①薬物療法
冠動脈を拡張する作用のある亜硝酸剤やカルシウム拮抗《きっこう》薬を投与したり、ＰＣ

写真2　負荷心筋シンチの画像

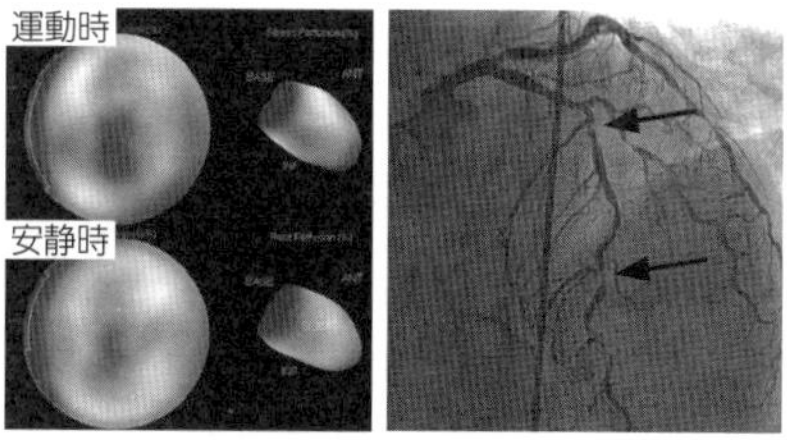

←の部分に狭窄があり、それにより左のシンチでは運動時に紫色の部分で心筋の血流が低下しているのがわかります

写真3　冠動脈造影検査

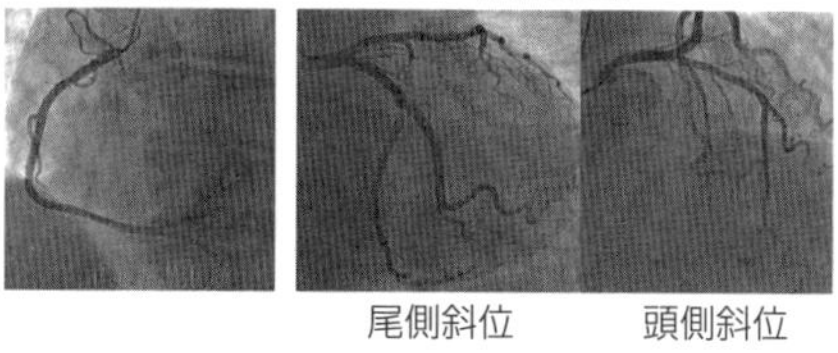

Iを施行した後に抗血小板薬（いわゆる血液をサラサラにする薬）を投与したりします。通常、ほかの治療と併用して行われます。

②経皮的冠動脈インターベンション（PCI）

バルーンやステントという筒状の道具を用いて、狭くなったり閉塞したりした冠動脈を内側から拡《ひろ》げる、低侵襲の内科的治療法です。カテーテルを図表7のいずれかの部位から血管内に挿入し、冠動脈の狭くなった部位まで進めて治療します。開胸手術などの外科的治療法と比べると短時間で終了し、退院までの期間も一般的に短くなります。PCIは局所麻酔で行われるため、患者さんが医師から手術状況を聞きながら治療を受けることができる、という利点もあります。

外科的治療には、冠動脈バイパス術（CABG）というものがあります。狭窄《きょうさく》・閉塞して血流が途絶えてしまった冠動脈に、内胸動脈（乳房などを栄養する動脈）などの血管をつなげ、心臓に血液が流れるための「う回路（バイパス）」を作る外科的治療法です。多くの場合、全身麻酔下での開胸手術となります。

カテーテル治療の詳細

①バルーン血管形成術

先端にバルーンがついたカテーテルを、ガイドワイヤーに沿わせて冠動脈内の

図表7　カテーテルを挿入する主な部位

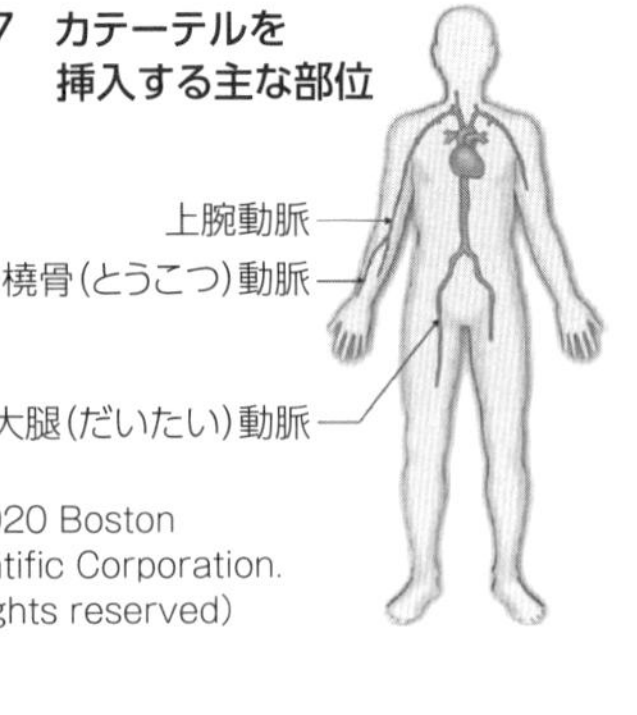

（©2020 Boston Scientific Corporation. All rights reserved）

図表8　冠動脈バイパス術

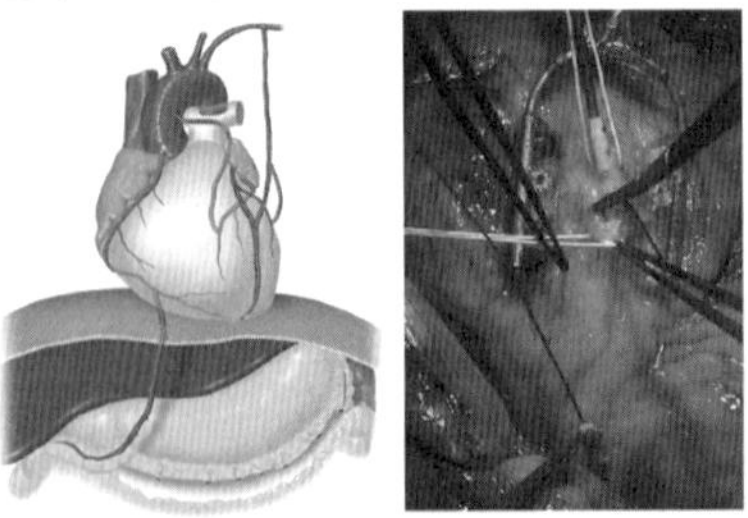

（トーアエイヨー「心臓・血管病アトラス」より）

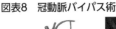

病気になった部位まで運びます。そこでバルーンを膨らませて、冠動脈を内側から拡げ、血流を確保します。術後はバルーンをしぼませ、体外へ抜き去ります。

バルーンカテーテルの表面に細胞増殖を予防する薬剤「パクリタキセル」という抗がん剤の一種を塗布した「薬剤溶出バルーン」を使用することもあります。バルーンが病変部位で拡張すると、約20秒間で薬剤が血管に移行し、約半年から1年後に起こる再狭窄を予防します。1年後の再発率は3～10％程度と、より低く抑えられます。

②冠動脈ステント留置術

ステントとは、金属製の網状のチューブです。バルーンカテーテルに装着し、ガイドワイヤーに沿わせて、冠動脈内の病気になった部位まで運びます。バルーンを膨らませるとステントも拡げられ、血管を拡張させ、血流が確保されます。バルーンは体外へ抜き去られますが、ステントは拡がったまま治療部位にとどまり、血管を内側から支え続けます。

20年ほど前までは、金属のみでできたステントを使用していましたが、2010年くらいからは、薬剤（免疫抑制剤）を塗布したステント（DES）を使用しています。ステントを拡げると、薬剤が1～3カ月の間に血管内へ浸透し、細胞増殖を抑制して、病気の再発を減らします。当院での1年後の再発率は、約5％です。

図表10　冠動脈ステント留置術

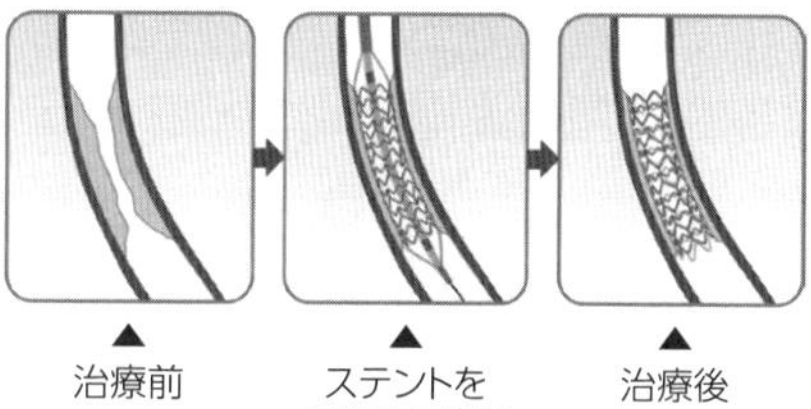

図表9　バルーン血管形成術

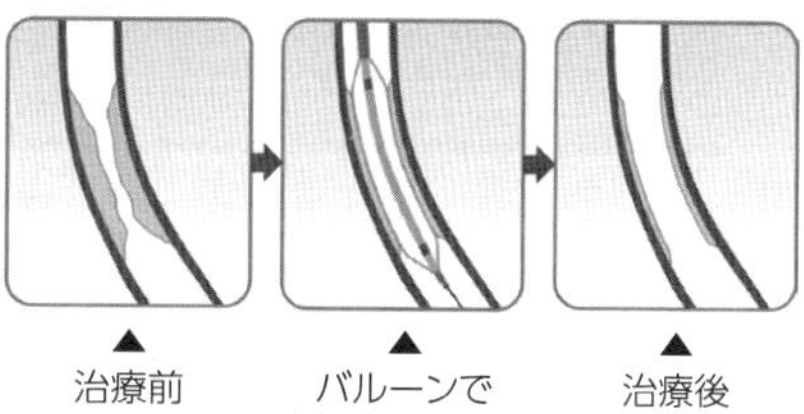

(©2020 Boston Scientific Corporation. All rights reserved)

③方向性冠動脈粥腫術（ＤＣＡ）
小型内蔵カッターのついたカテーテルで、冠動脈壁から粥腫を切除し、体外に除去して、血管の狭くなった部位を拡げる手術のこと。
②の薬剤溶出性ステントと比較すると、やや再発率が高いですが、ステントは血管から枝分かれした細い血管（側枝）を狭くしてしまうことがあり、大きな側枝がある病変にはＤＣＡが使われます。最近は薬剤溶出性バルーンと組み合わせることにより、再発率も低くなっています。

④ロータブレーター
病変にカルシウムが沈着し、固くなってしまっている場合（石灰化）、「ロータブレーター」という長さ１～２㎜の楕円形の小さな器具を、治療に使用します。先端にダイヤモンドチップが埋め込まれていて、１分間に15万から20万回転というスピードで回転しながら固い病変を削り取り、血管の内側を拡げます。
削り取られた病変は、赤血球より小さな粒子になって尿とともに排出されます。

⑤血栓吸引療法・フィルターワイヤー
急性心筋梗塞や不安定狭心症の患者さんの、冠動脈の病

図表12　ロータブレーター

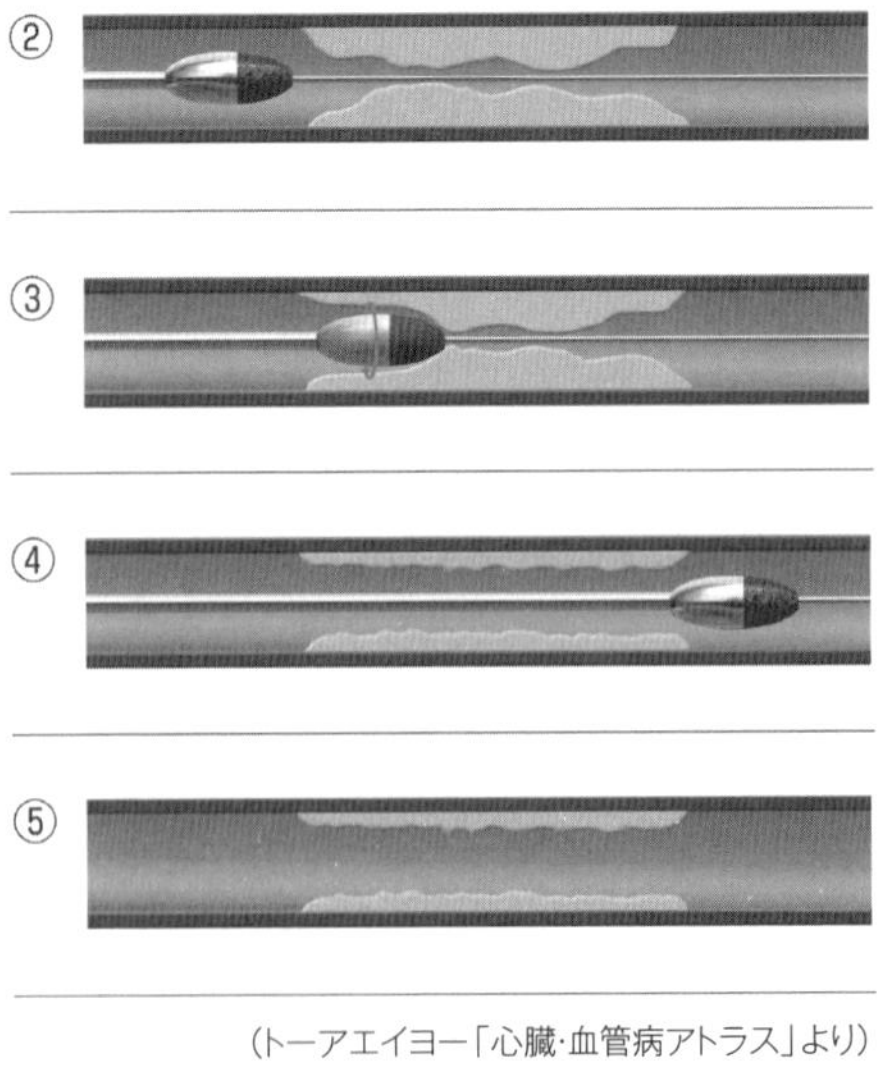

（トーアエイヨー「心臓・血管病アトラス」より）

図表11

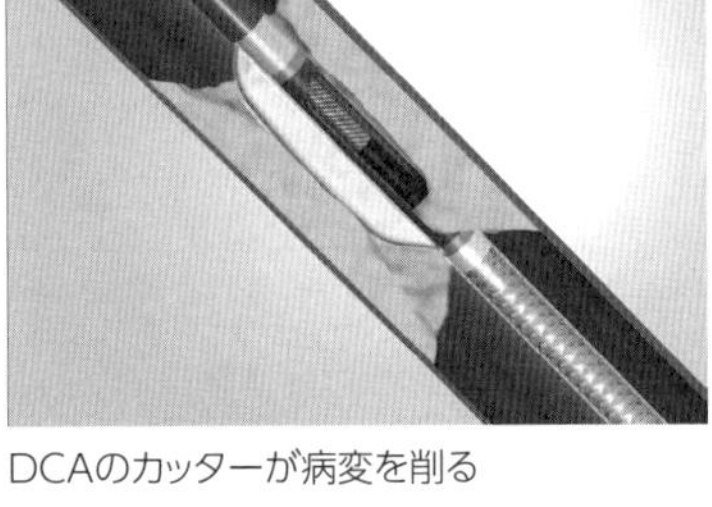

DCAのカッターが病変を削る

気の部位に血栓が数多くある場合、バルーンやステントで拡張する前に、これらを使用します。

血栓吸引療法では、ストロー上のカテーテルで血栓を吸引します。

先端がフィルター上になったフィルターワイヤーは、血管に挿入して、血栓が飛散するのを防ぐことができます。

PCI後の抗血小板薬について

カテーテル治療でステントを留置した後は、ステントに血栓が付着する「ステント血栓症」を起こしやすいので、アスピリンと、「クロピドグレル」か「プラスグレル」という抗血小板薬を、2剤併用で内服します。特に薬剤溶出性ステントを挿入した場合は、薬剤で内膜が過剰に増殖することを抑えているぶん、内膜が内側にできるスピードが遅くなりますので、長めに抗血小板薬を内服することになります。

抗血小板薬は通常、1カ月から1年以上内服することになります。ただし、クロピドグレルやプラスグレルは、大変まれ（0・01％以下の頻度）ではありますが、血小板が減少し、出血性の合併症を引き起こす「血栓血小板減少性紫斑病（TTP）」や、重篤な肝障害（黄疸などが起こります）を起こすことが報告されています。急に体調が悪くなった場合は、医師にご相談ください。

また、よくある合併症として、薬疹（2～4％の頻度）が出ることがあります。

図表13　血栓吸引療法

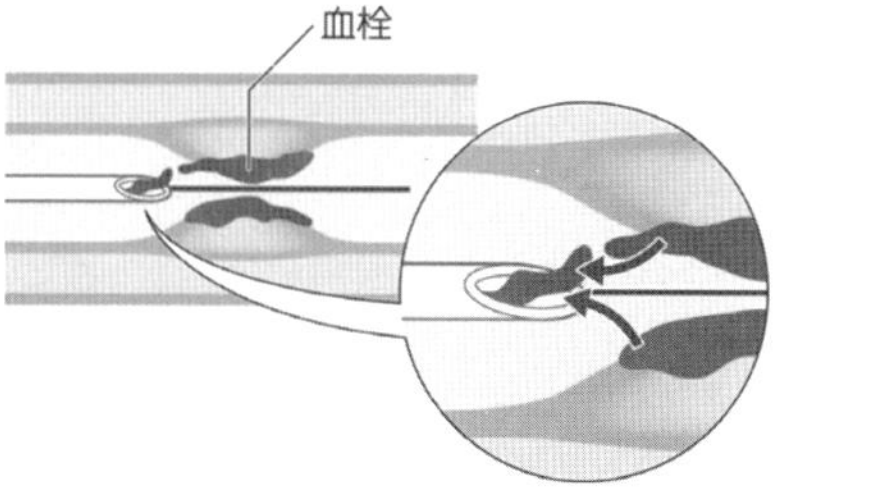

（メディックメディア「病気がみえる循環器 vol.2 第4版 」より）

図表14　フィルターワイヤー

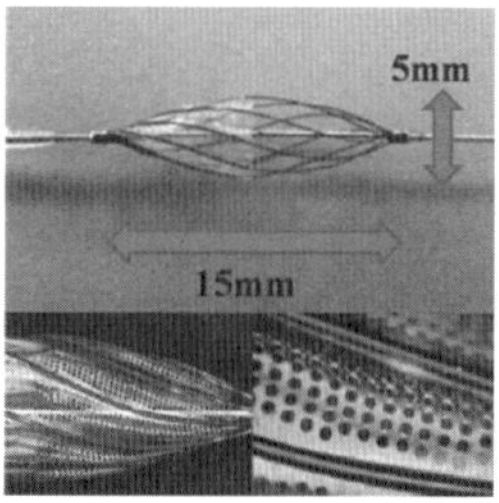

（興田ほか「冠疾患誌」2013より）

薬疹が出た際はすぐに内服を中止すべきですが、代わりの薬をすぐに処方する必要がありますので、かかりつけ医を受診してください。

虚血性心疾患になったら、生活習慣の改善を

虚血性心疾患は、生活習慣に関連した生活習慣病です。喫煙者は、治療後は必ず禁煙してください。また、適切な運動習慣を身につけていただくことが大切です。

心筋梗塞になると、治療前よりも心機能が低下しがちです。適切な運動量を決め、ウォーキングやサイクリングのような有酸素運動をする「心臓リハビリ」を心がけていただくことが大切です。

図表15　心臓リハビリには有酸素運動が適しています

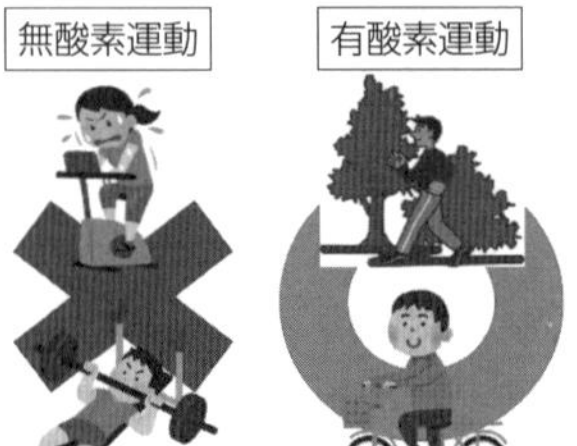

心肺蘇生法では胸骨圧迫心臓マッサージを速いテンポで続けます

倒れた人の耳もとで呼びかけ、意識の有無を確かめます。反応がなかったら救急車を呼び、即座に心肺蘇生法を実施します。AEDが手に入らない場合は、救急車が到着するまでこれを続けます。

①気道確保

のどの奥を広げて空気が通りやすくなるよう、あご先を上げて頭をうしろにのけぞらせる。この後、倒れた人の口や鼻に顔を近づけたり、胸の動きも見たりして、呼吸を確かめる。

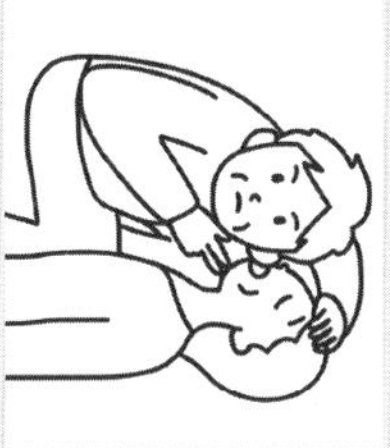

②人工呼吸

呼吸を感じなかったら、額に当てた手で鼻をつまみ、空気が漏れないように口を併せて呼気を約1秒間強く吹き込む。いったん口を離し、もう一度吹き込む。これを10秒以内に行う。

※コロナウイルス流行中は気道確保と人工呼吸は推奨されないが、すでに濃厚接触している同居の家族の方には試みた方がよい。コロナ禍であっても、バッグバルブマスク（BVM）などの器具を用いれば、コロナウイルスの感染リスクは極めて低くなる。

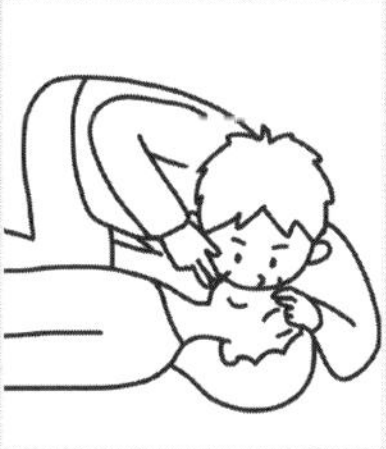

③胸骨圧迫心臓マッサージ

人工呼吸で反応がなければ、ただちに胸骨を圧迫する心臓マッサージを行う。片方の手のつけ根を下図の位置に起き、もう一方の手を重ねる。ひじをまっすぐに伸ばし、手のつけ根に体重をかけて、胸が4～5cm沈む程度の強さで押す。

100回／分のテンポで、強く速く、30回続ける。続けて②の人工呼吸2回、10秒以内に再度心臓マッサージをし、これをくり返す。

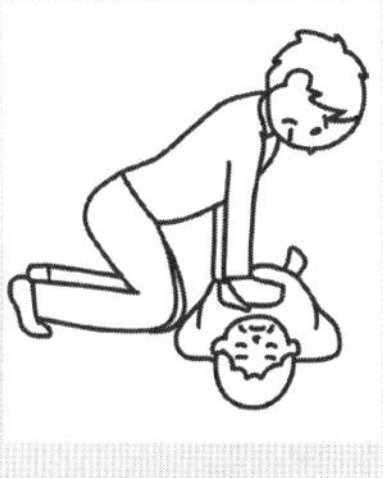

手を置く位置

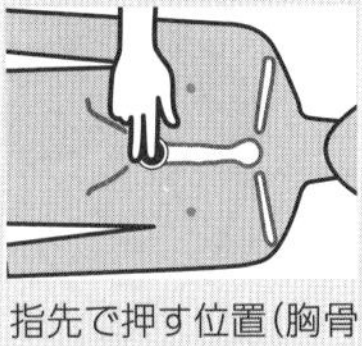

指先で押す位置（胸骨の下端から指幅1本ぶん上）を探り当てる。

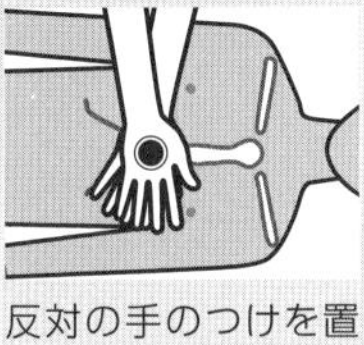

反対の手のつけを置き、もう一方の手を重ねる。

手の組み方

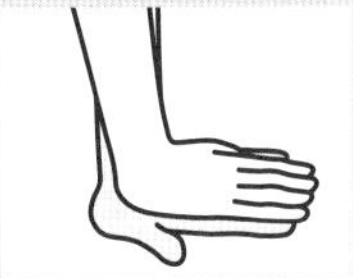

重ねる

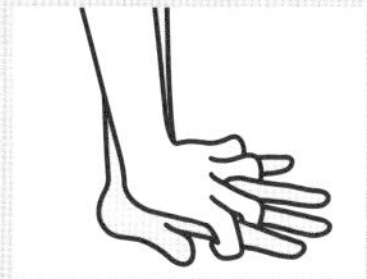

組み合わせる

いずれにしても手のつけ根で押す。

※AEDの使い方については、名市大ブックス2巻『コロナ時代をどう生きるか』収録の「1次救命処置」をご参照ください。

突然の片側の胸の痛み、息切れは気胸かも？

名古屋市立大学医学部　臨床教授
刈谷豊田総合病院呼吸器外科　患者サポートセンター長
山田　健

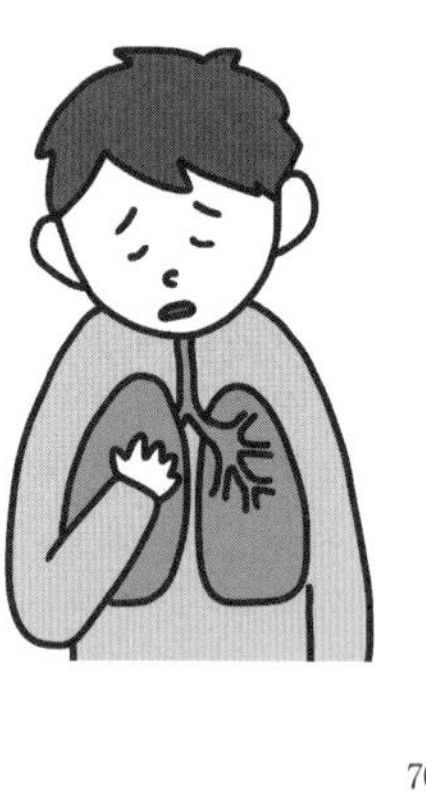

気胸は20歳前後の若い、やせて胸の薄い男性に多い病気です。片側の胸が突然痛くなったり、息切れが現れれば気胸が疑われますので、病院を受診してください。

気胸とは

気胸は、なんらかの原因で肺に穴が開き[※1]、空気が抜けて肺が縮んでしまう病気です。肺から抜けた空気は、肺を包む胸膜（肺の臓側胸膜）と胸郭《きょうかく》内側の胸膜（壁側などの胸膜）の間に溜まってしまいます。

年に人口10万人あたり20人前後が、気胸になります。男性は女性の3～10倍発症が多いことが知られており、東京大学の学生健診では、男性では0・05％、女性では0・02％が、症状はないものの、肺が縮んでしまった気胸の状態であったと報告されています。

※1　肺だけでなく、胸壁、食道、横隔膜に穴が開いて気胸になる場合もある。

図表1　気胸の起きた肺

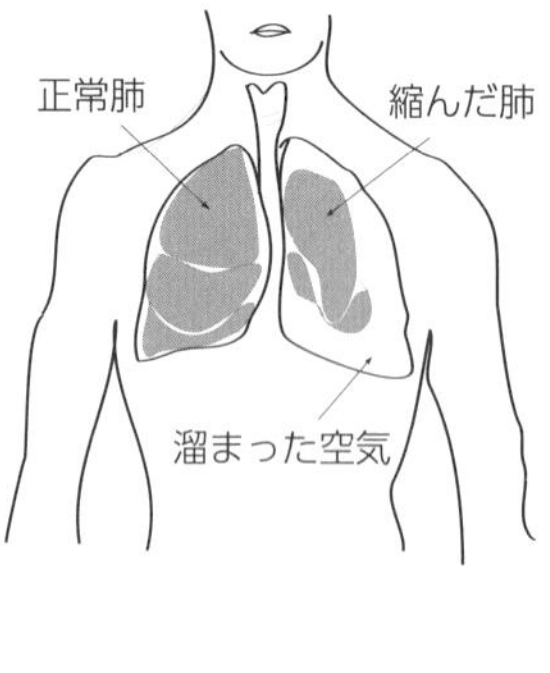

気胸を発症する年齢は、後述する「原発性自然気胸」の場合は10歳代前半から始まり、20歳代をピークに加齢とともに減少し、80歳代まで。「2次性自然気胸」は10歳代後半から始まり、30～40歳代と70歳代で多く発症します。体型としては、やせて胸の薄い人によく起こります。

症状は、肺が縮むことによる突然の胸の痛みや、呼吸困難、咳などです。程度が軽いと無症状のこともありますが、胸の中にどんどん空気が溜まり、肺や心臓が圧迫されると、血圧低下や意識消失などのショック状態になることもあります（「緊張性気胸」といい、気胸の患者さんの1～2％に起こる）。ほかの病気で同じような痛みが出ることもあり[※2]、いずれにせよ疑わしい症状があれば、病院を受診することが大切です。

※2　肺塞栓症・胸膜炎・肺炎・狭心症・心筋梗塞・心膜炎・筋肉痛・肋骨骨折など。

最も多いのは、自然に肺に穴が開く「原発性自然気胸」

気胸で最も多いのは、「原発性自然気胸」です。「原発性」とは、特にほかの呼吸器の病気がないことを指し、「自然」は外傷などの原因がないことを意味します。病気や傷がないのに、なぜ気胸になるのでしょうか？

気胸の原因は、前述のように、肺に開いた穴から空気が漏れることです。胸の中は常にマイナスの圧がかかっていて、肺は上下に引っ張られていますが、成長

図表2

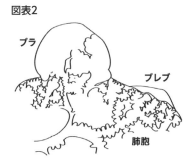

に伴ってさらに引っ張りが強くなります。特にやせて胸が薄い人では著しく、肺が上に引っ張られます。引っ張られることにより、肺の表面に、空気が溜まった風船（水ぶくれ・嚢胞《のうほう》）ができると考えられています。

この〝風船のようなもの〟には種類があり、周囲の肺胞とくっつきあったものを「ブラ」、胸膜の下（臓側胸膜内弾性板と外弾性板の間）に空気が溜まったものを「ブレブ」といいます。

肺自体には縮む力（弾性反跳力）しかなく、横隔膜などの動きにつられて（胸腔内圧はマイナス2〜10㎝H_2O程度までのマイナス圧）拡張します。ゴム風船と同じです。この拡張によってブラやブレブが引っ張られると、穴（直径0・01〜0・02㎜）が開き、空気が漏れて気胸になります。穴が大きいと、呼吸するたびに空気が抜けて、肺が縮みます。

写真1はブラを示しています。パンクの空気漏れを調べるときのように、ブラを水に浸して肺へ空気を送ると、穴の位置が確認できます。

2次性自然気胸

ほかの病気が原因で肺に穴が開く2次性気胸には、図表3に示されるような、さまざまな原因があります。2次性自然気胸の原因の50〜70%は、喫煙者に多い「慢性閉塞《へいそく》性肺疾患（COPD）」[※3]です。COPD患者は、7割が男性、3割が女

写真1　ブラ（水を入れると空気漏れが確認できる）

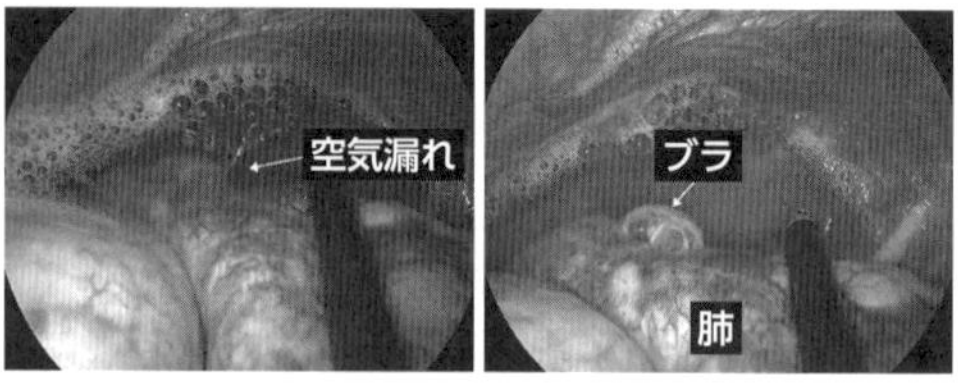

【呼吸とは】

呼吸の調節は、脳幹の延髄と橋部がつかさどり、脳幹と頸動脈の受容体が酸素や二酸化炭素の量を感知して、調節を行っています。呼吸運動は、意識しないで自然に行う場合と、意識して行う場合とがあります。

安静時の呼吸は、ほとんどが横隔膜の動きによります。深呼吸のときは、横隔膜が75%、肋間筋などが25%働きます。腹式呼吸が大事なのはそのためです。

性です。

「嚢胞性線維症」[※4]では、3〜4%の確率で気胸を発症します。この場合は、肺移植が必要です。

2次性自然気胸の16%は、「肺がん（原発性、転移性）」に由来するもので、がんが肺の膜を侵して穴が開きます。肺炎も2次性自然気胸の原因となります。ここでいう肺炎には、通常の細菌感染のほかに、肺結核や肺真菌症なども含まれます。

気胸は男性に多いことが知られていますが、女性にも発生します。特に多いのが、「月経随伴性気胸」です。これは骨盤内子宮内膜症が原因で、胸腔内にも子宮内膜ができること（異所性子宮内膜症）[※5]により発症します。胸腔内にできた子宮内膜も、子宮と同様に月経の際にはがれ落ち、肺や横隔膜に穴が開きます。異所性子宮内膜症は、18歳頃から40代までの女性の5〜15%に認められると報告されていますが、胸郭内にできるものは約2%とまれではあります。胸腔内子宮内膜症の人で、骨盤内にも子宮内膜症を合併する頻度は40%以下です。

月経随伴性気胸は右側の肺に起こるものが9割で、月経の3〜5日後の間に発生します。特に多いのが月経開始日で、次は月経開始の前日です。月経がなくなれば気胸にはならないので、ホルモン療法（偽閉経療法、偽妊娠療法）を行うのが原則になっています。

※3　慢性閉塞性肺疾患 (COPD : chronic obstructive pulmonary disease)
従来、慢性気管支炎や肺気腫と呼ばれてきた病気の総称。タバコの煙を主とする有害物質を、長期間吸入することで生じた肺の炎症性疾患で、喫煙習慣を背景に、中高年に発症する生活習慣病といえる。

※4　嚢胞性線維症
遺伝子の変異が原因で、呼吸器の感染症にかかった場合に痰を出すことができず、炎症が続いてしまう病気。肺の組織がダメージを受け、嚢胞性変化と線維症を同時に起こす（該当する遺伝子変異を持った子どもの約50%が、生後1年以内に発症）。

※5　異所性子宮内膜症
子宮内膜症は、本来子宮腔にだけ存在するはずの子宮内膜組織が、別のところに増殖してしまう病気。多くは子宮のある骨盤の中の腹膜や卵巣にみられるが、肺や腸、膀胱などとんでもないところにできてしまう場合もある。

医原性気胸

医療が原因で、気胸が起こることがあります。外から胸に針を刺す検査や治療（経皮針生検、経気管支肺生検、中心静脈カテーテル留置、胸水穿刺《せんし》、針治療）、胃カメラによる傷、人工呼吸器による肺の圧損傷[※6]などが原因で、国内で起きた気胸の1・4％程度を占めています。

原因として特に多いのが、「中心静脈カテーテル留置」です。栄養不足、特に口から栄養が摂れない場合には、点滴で静脈から栄養を入れますが、手足の血管から入れると静脈炎を起こすことがあるため、心臓に近い静脈にカテーテルを留置します。このすぐそばに肺があるため、誤って肺に刺してしまうことがあるのです。手足の血管が細く、点滴できない場合などにも行う措置ですが、注意が必要です。

外傷性気胸

ケガが原因で起こる気胸です。多くは交通事故で骨折した肋骨が、肺に刺さったことによるものです。気胸になるのは大概、3本以上肋骨が折れているような場合で、多くが高齢者です。ナイフなどの刃物で胸を刺された場合にも、気胸になることがあります。

写真2　子宮内膜症で横隔膜に開いた穴

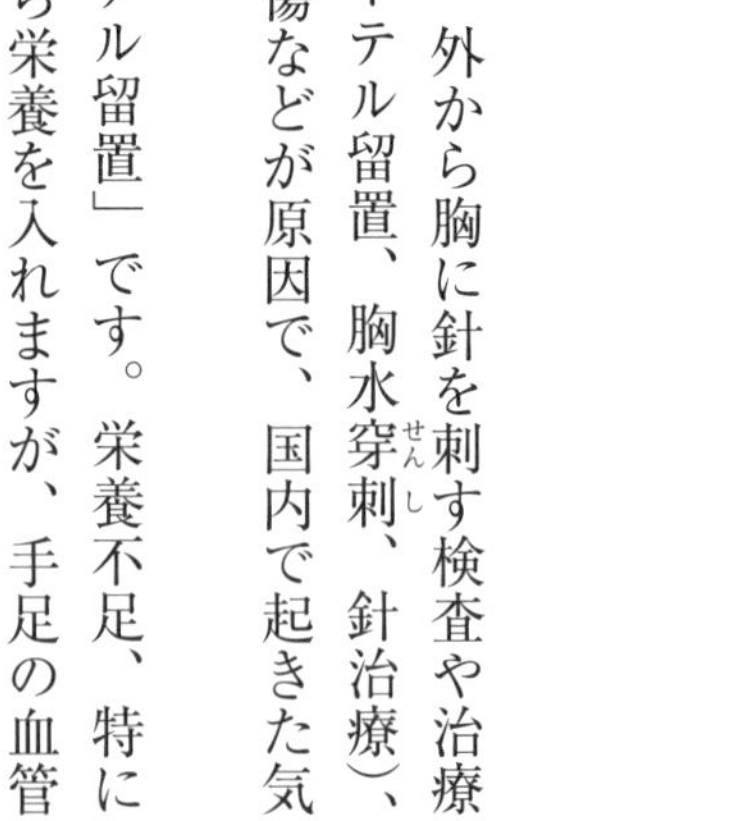

※6　胃カメラは食道に傷をつけることがあり、胸膜を突き破ってしまうと気胸になります。人工呼吸器では、肺胞に圧がかかりすぎると穴が開きます。

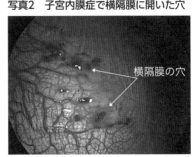

そのほか

気圧が低下すると気胸になりやすく、まれに飛行機旅行で気胸が起こることがあります。気圧が下がることにより、肺の空気が膨張するからです。機内で突然、胸の痛みや呼吸困難が生じた場合には注意してください。気胸があるときは当然、飛行機旅行は禁止です。

スキューバダイビングによる死因の2番目も、気胸です。潜った後に浮上すると、肺胞に20～80mmHgの強い圧がかかります。

タバコや麻薬の吸入や、息を止めて力むことも気胸の原因といわれています。1日7～12本タバコを吸う人は7倍、13～22本吸う人は21倍、23本以上で102倍、非喫煙者に比べて気胸になりやすいと報告されています。

気胸の診断

放射線画像である胸部X線か、胸部CT検査を行えばわかります。写真3・4は、左原発性自然気胸です。写真4のCT画像は、横断面でブラの存在が明瞭で、わかりやすい例です。

気胸とともに、胸に血液が溜まることもあります。特に外傷性の場合

図表3　気胸の種類

種類	気胸の原因となるもの
原発性自然気胸	
2次性自然気胸	・慢性閉塞性肺疾患(COPD) ・のう胞性線維症(cystic fibrosis) ・がん ・肺炎 ・のう胞性肺障害(リンパ脈管筋腫症、肺ランゲルハンス細胞組織球症、Birt-Hogg-Dube症候群、リンパ球様間質性肺炎) ・月経随伴性気胸 ・体型異常を伴う病気(マルファン症候群、エーラス・ダンロス症候群、ホモシスチン尿症)
医原性気胸(医療処置の合併症)	
外傷性気胸(交通事故など)	
そのほか	神経性食思不振症、運動に伴うもの、不正薬物使用、免疫抑制剤の内服、飛行機での旅行、スキューバダイビング

に、よく起こります。これも胸部のX線やCT検査でわかります。

気胸の治療

図表4のような治療法があります。

気胸と判明したら、まず患者さんに気胸になったのが初めてなのか2回目以降なのかを確認します。初めての原発性自然気胸は自然治癒する場合が多く、経過観察することが多いのですが、2回目以降は通常、手術した方がよいといわれています。

程度によっても治療法が異なりますので、次に進行度の評価をします。

肺の縮み具合が胸の壁から3㎝以内である場合、あるいは肺のてっぺんが鎖骨より上にある場合は、軽度の気胸で、空気漏れがすでに止まっている可能性もあります。通常は安静にしてもらい、経過観察しますが、入院し酸素療法を行う場合もあります。酸素投与を行うと、空気の吸収が6倍速くなり、肺の戻りが早くなると報告されています。肺からの空気漏れが止まり、胸郭内側に溜まった空気が完全になくなるまで、約30日かかります。

針を刺して（穿刺脱気療法）4ℓ以上の空気が抜ければ、持続的に空気漏れがある証拠で、持続吸引療法が必要となります。胸を2㎝ほど切開し、チューブ（直

写真3　X線で見た左原発性自然気胸

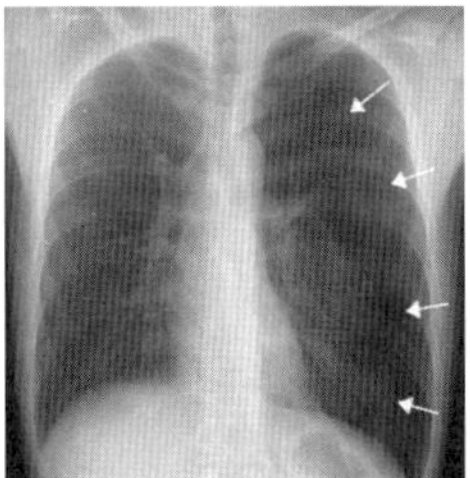

写真4　CT検査で見た左原発性自然気胸（左が横断図）

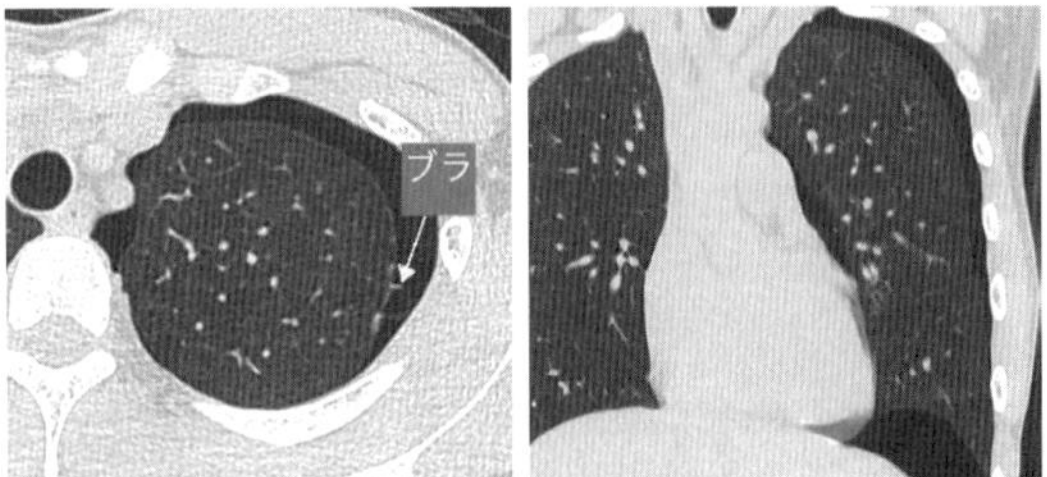

径3～7㎜）を挿します。たとえば気胸が両側の肺にある場合や、血液などの液体貯留が多い場合など、軽度でない気胸でこの持続吸引が行われます。肺が完全拡張し、チューブを抜けるようになるまで約2週間かかりますが、最近は外来通院でできるコンパクトなものもあります。

重度の気胸でも、安静で経過をみることがあります（最近の報告では、安静の方が再発が少ないともいわれています）が、空気漏れが止まらず、肺や心臓を圧迫するようになれば、チューブを挿す必要があります。持続吸引のみで8割の方が治ります。

ただし、肺の穴が開いた部分は薄くなってしまい、自然治癒や胸腔内持続吸引療法で治した場合は、約30％の再発率があります。

両側の肺が気胸になっている、血液の流出が多い、気胸をくり返している、空気漏れがとまらない、患者がパイロットやダイバーなどの職業である、などの場合には、手術を行います。最近では、初めて気胸にかかった場合でも、明らかなブラやブレブがあれば手術をすることがあります。

手術では、原因となるブラやブレブや、女性の気胸にみられる異所性子宮内膜の切除をします。この場合の再発率は7％前後で、持続吸引療法と比べて入院期間も短くなります。

全身麻酔で胸に3カ所穴を開け（1カ所の場合もあります）、自動縫合器という機械で、並行して傷口を縫い合わせながら、肺を部分切除します。さらに再発

図表4　自然気胸の治療法

1	安静、穿刺脱気療法
2	胸腔内持続吸引療法
3	手術療法 (1) 胸腔鏡下手術 (2) 開胸手術
4	胸膜癒着療法、気管支塞栓術

図表5　チューブを入れた吸引療法

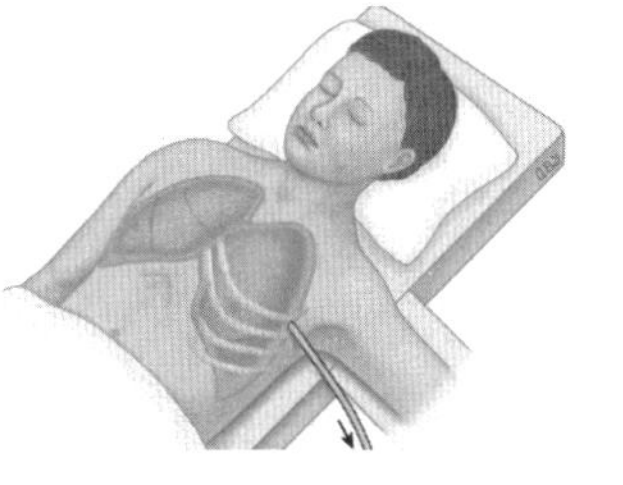

を減らす目的で、肺を切り取った部位を人工の膜でカバーし（膜は体内に吸収され、消失する）、手術を終了します。30年ほど前までは、胸を10㎝前後切り開く開胸手術が行われていましたが、現在はカメラ（胸腔鏡）を使った手術が中心となりました。

合併症のために全身麻酔ができないなど手術が困難な人には、局部麻酔を使う図表4の4の治療法を選択します。「胸膜癒着療法」は、胸にチューブを挿し、炎症を起こす薬を注入する方法です。炎症が起きると凝固因子が分泌され、肺と胸の壁がくっつきます。「気管支塞栓術」は、空気の通り道に写真5のようなシリコンを入れ、ふさぐ治療です。

再発に関しては、年齢による違いもあります。ブラやブレブができやすいと思われる25歳未満では再発率が28％、25歳以上では2・8％で、25歳を超えると1／10に減少します。背が高く体重が低い人、禁煙できない人、肺の縮みが大きい人、ブラやブレブが明らかな人、過去にも気胸を起こしている人は、再発しやすいです。

2次性の自然気胸では、慢性閉塞性肺疾患（ＣＯＰＤ）での再発が多く、5割の人が再発するといわれています。タバコを吸うと気胸の発生が増えることは明らかですから、禁煙をお勧めします。

写真5 「気管支塞栓術」で使うシリコン

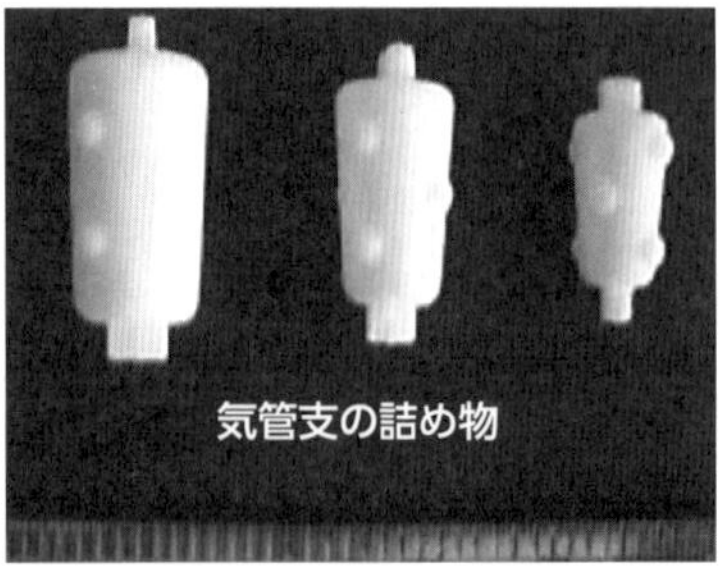

図表6 胸腔鏡手術は胸に3カ所、小さな穴を開けて行う

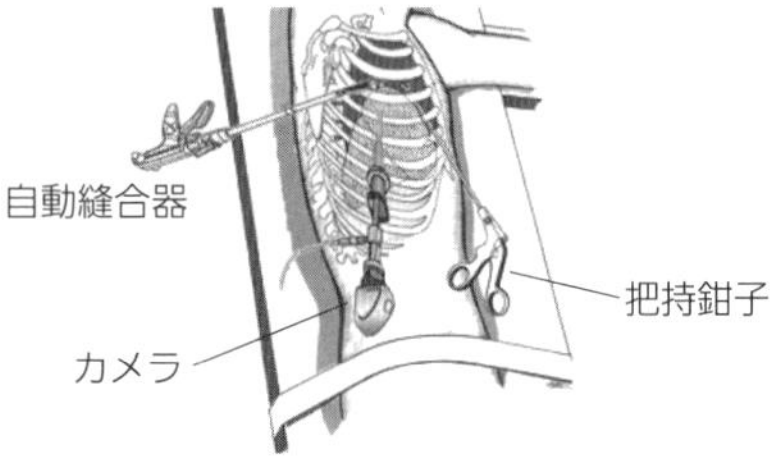

（J Bras Pneumol. 2016;42(3):222-226より）

コラム Column 4

事務職員の出番
—脳研の看板—

大学事務局　金 多美

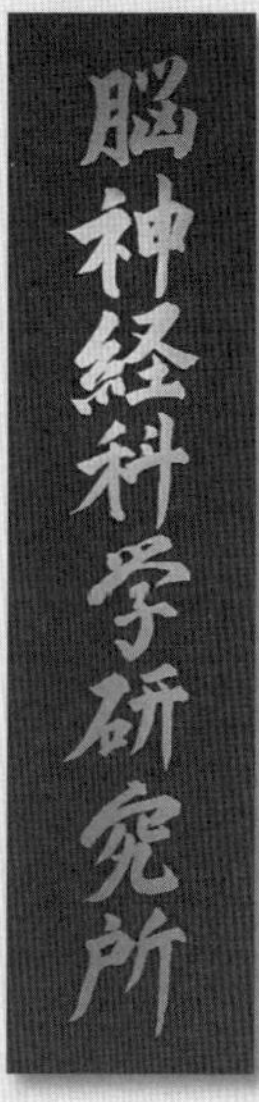

2019年10月に、名市大は「脳神経科学研究所（脳研）」を開設しました。脳の細胞、神経回路や発達機構の解明をはじめ、脳神経の病気の原因や診断・予防法の研究、さらには薬の開発や再生医療など、治療法の開発にも取り組んでいます。

この研究所は、1987年に設置した「分子医学研究棟」を改組した組織で、開設にあたり、建物入口の左と右に新たに２つの看板を取りつけました。

ひとつは、現学長が書いた文字のみの揮毫《きごう》看板です（入口右側）。学長が半紙に書いた複数の候補の中から、脳研の発展や飛躍を連想させる筆の勢いや流れがあるものを選びました。その文字を、ほぼ原寸大で銅板に写し、研究費がたくさん獲得できますように、と願いを込めて金色に。

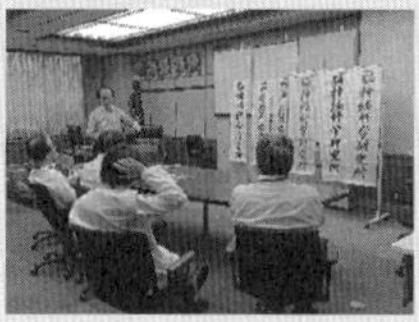

できあがった揮毫看板は、設置業者さんが３人がかりで運んでも手がしびれるくらいの重量で、「脳研ここにあり！」という存在感です。

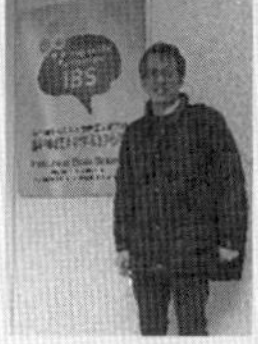

もうひとつは、ロゴマークつきの看板（入口左側）。ロゴ真ん中のIBSは英語表記Institute of Brain Scienceの略称です。学内のあちこちに投票箱を置き、教員・職員・研究者・学生・来学者からの投票で決めました。“脳から科学”が活発に湧き出る、そして発信する、ということを表現したデザインで、さびにくいステンレス製看板。医学研究科のシンボルカラーと同じ、鮮やかな赤色のロゴが見映えするように、壁を真っ白に塗りなおしました。

このような研究環境の整備は、私たち事務職員の出番です。研究者を支援する醍醐味《だいごみ》のひとつであり、科学者でない私も最先端の研究の未来を描くことができます。少し弾けた発想の方が喜ばれたりして。縦にも横にも斜めにも根回しや気配りなどなど、事務職員のスキルをフル稼働させながら…。

悪性胸膜中皮腫について

元名古屋市立大学医学部　臨床教授／旭ろうさい病院　院長
宇佐美　郁治

建設現場、工場などで働いた労働者は、石綿（アスベスト）を吸い込んでいる可能性があります。石綿ばく露（吸入）によって起こる病気は、早期に発見することがたいへん重要です。石綿ばく露を受けたことがあり、胸部レントゲンで異常を指摘された場合は、症状がなくとも専門医療機関を受診されることをお勧めします。

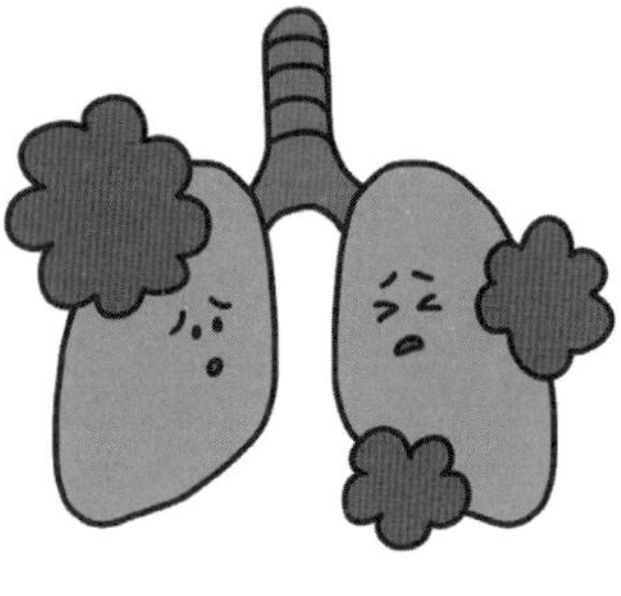

悪性胸膜中皮腫とはどんな病気？

「悪性胸膜中皮腫」は、肺の中にできる肺がんとは異なります。肺の周りには「胸膜」という二重の膜がありますが、特に外側の膜である、壁側《へきそく》胸膜から発生する悪性の腫瘍が、悪性胸膜中皮腫です（図表1）。発生した場所で局所的に大きくなるものもありますが、多くの場合は胸膜を這うように広がっていき、臓側の胸膜にも浸潤していきます。

図表1　胸膜と中皮腫

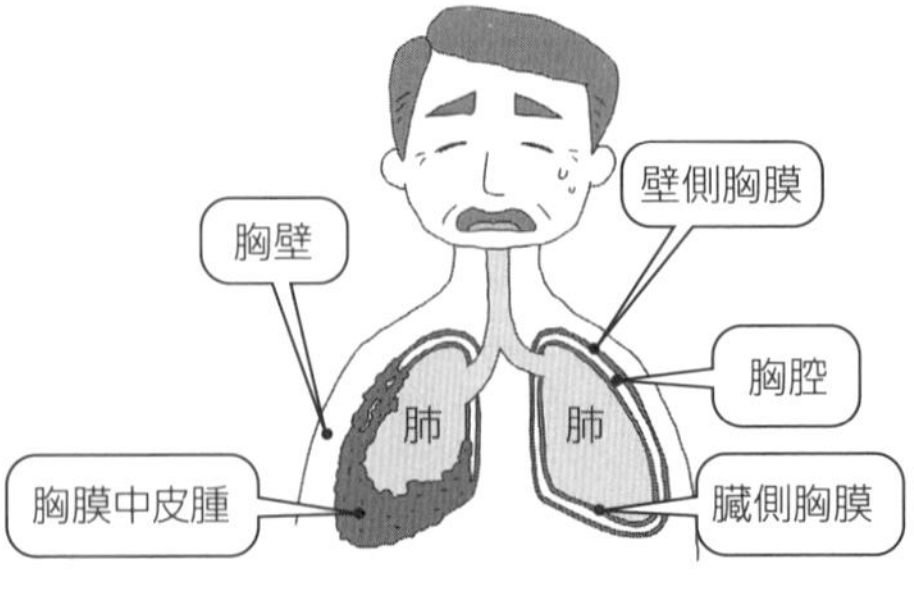

悪性胸膜中皮腫は、診断されてから5年間生きることができる方（5年生存率）が10％に満たないという、治りの悪い病気です。厚生労働省の日本人口動態統計によれば、中皮腫による死亡者数は年々増加しており、２０１８年には1年間で１５１２人が亡くなりました。

発症の70～80％は、石綿ばく露との関連性に原因があります。疫学的な研究によれば、石綿２００トンの使用で、中皮腫が1例発生することがわかっています。

石綿はほとんどが輸入されていました。つまり、輸入量がそのまま、日本における使用量となります。旧（社）日本石綿協会の資料によれば、石綿の輸入量は戦後に増加し、１９７４年には1年間で35万２１１０トン輸入されました。日本国内の石綿使用量から計算すると、中皮腫の発生数は1年間に１７００例となります。

ばく露から発症までの潜伏期間は25～50年といわれているため、今後、発生数がより増加することが考えられます。石綿の輸入量と中皮腫死亡者数を同じグラフで表すと、輸入量の増加と並行して中皮腫の死亡者数が増えているのがわかります（図表2）。

図表2　日本における石綿輸入量と中皮腫死亡者数

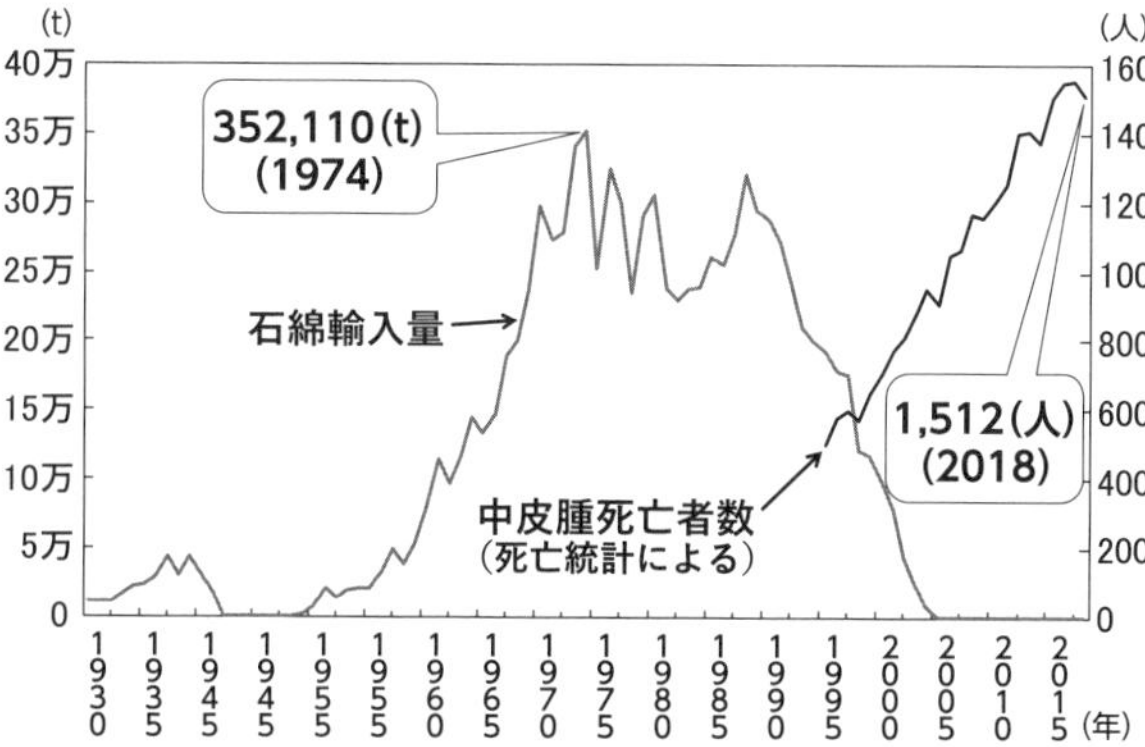

石綿とは

石綿は天然の鉱物で、髪の毛の10分の1から100分の1ぐらいの細さです。肺の奥の方まで入って留まり、細胞を慢性的に刺激して遺伝子に傷をつけることで、肺がんや中皮腫が発生するといわれています。カールした繊維である「蛇紋石《じゃもんせき》（白石綿）」と、針状の繊維である「角閃石《かくせんせき》（青石綿、茶石綿など）」に大きく分類され、角閃石の方がより強い発がん性があるといわれています。

石綿は、断熱性、防音性、紡織性、耐摩耗性、耐酸性、耐腐食性、絶縁性、耐水性、親和性などに優れ、かつ比較的安価であったため、多くの用途で使われました。スレートや吹きつけなどの建材、船舶内の断熱材、石綿セメントパイプ、自動車のブレーキ、石綿布《せきめんふ》などに使用されてきましたが、発がん性が問題になり、04年に石綿の使用が原則禁止になって、12年には全面禁止となりました。

石綿のばく露には、職業ばく露、傍職業ばく露、家庭内ばく露、近隣ばく露などがあります。「職業ばく露」には、石綿の鉱山や石綿製品を製造するところでの作業、石綿製品を直接取り扱う場所の作業で受ける「直接ばく露」があります。また、建設現場など石綿を取り扱う作業の周辺で塗装や電気工事に従事し、直接石綿を取り扱わない作業を行う人が受ける「間接ばく露」もあります。間接ばく露は多くの職種の、多数の方にみられるため、石綿問題はすそ野が広いといわれています。

「傍職業ばく露」は、家庭で日曜大工を行うなど石綿製品を自分で取り扱う人が受けるばく露をいい、「家庭内ばく露」は石綿で汚染された作業着を自宅に持ち帰った際に、家族が受けるばく露をいいます。そのほか、石綿工場の周辺の住民が受ける「近隣ばく露」など、石綿ばく露の機会は多岐に渡ることが知られています。05年6月には、兵庫県尼崎市で、石綿を取り扱う工場の周辺の住民に中皮腫などの石綿に関連する病気が発生したことが問題となり、公害的な側面をもつことが認識されるようになりました。

石綿に関連する病気

石綿ばく露による呼吸器の病気（図表3）には、悪性胸膜中皮腫のほかに、肺に発生する肺がんがあります。非悪性の病気では、肺に発生するじん肺症の一種である「石綿肺」※1と、胸膜に発生する「良性石綿胸水」※2、「びまん性胸膜肥厚」※3があり、いずれにも根本的な治療はなく、対症療法を主体に行います。

石綿に関連する病気の発症には、石綿へのばく露量と潜伏期間とに関連がみられます。その中でも、胸膜中皮腫はほかの病気と比べて潜伏期間が長く、石綿ばく露濃度が低い人にも発症するといった特徴があります。

図表3　石綿による呼吸器疾患

	非悪性疾患	悪性腫瘍
肺	石綿肺	肺がん
胸膜	良性石綿胸水 びまん性胸膜肥厚	悪性胸膜中皮腫

※1　石綿肺
石綿が肺の中に大量に入り、肺自体が固くなること。

※2　良性石綿胸水
石綿が原因で胸水が溜まる病気。

※3　びまん性胸膜肥厚
良性石綿胸水の経過で起こることが多く、胸水の粘度が増し、肺の周りの胸膜が厚くなって、肺の伸展が障害される病気。

悪性胸膜中皮腫はどのように見つかるのか

悪性胸膜中皮腫は、早期発見が難しい病気といわれています。初期は無症状のことが多く、やがて腫瘍が胸壁に浸潤して胸水が増加すると、胸や背中の痛み、胸部の圧迫感や呼吸困難などの症状が現れます。病気が進行すると全身状態が悪くなり、体重減少や食欲不振なども現れます。

健診で撮影した胸部レントゲンで、悪性胸膜中皮腫が偶然発見されることもありますが、初診時では多くの場合、腫瘍部分が小さくてレントゲンに映りません。腫瘍から出血した血液などによる、胸水の影しかみられないこともあります。腫瘍そのものの影が、胸膜が肥厚したようになってみられるようになるのは、ある程度進行してからです。

診断の方法は

胸水が認められたときは、ほかの病気による胸水との鑑別のために、胸水穿刺《せんし》（図表4）がよく行われます。胸水中の腫瘍マーカー、ヒアルロン酸、「可溶性メソテリン関連ペプチド（SMRP）」という名前のタンパクなどの量を測定しますが、それだけでは確定診断ができず、病理学的検査が必要になります。

胸水中の細胞を採取し、顕微鏡で見て診断する「細胞診」では確定診断が困難

図表4　胸水穿刺

胸水が発生する病気に対して針つきのカテーテルなどで胸水を抜き取って成分を調べることで病気の診断を行う

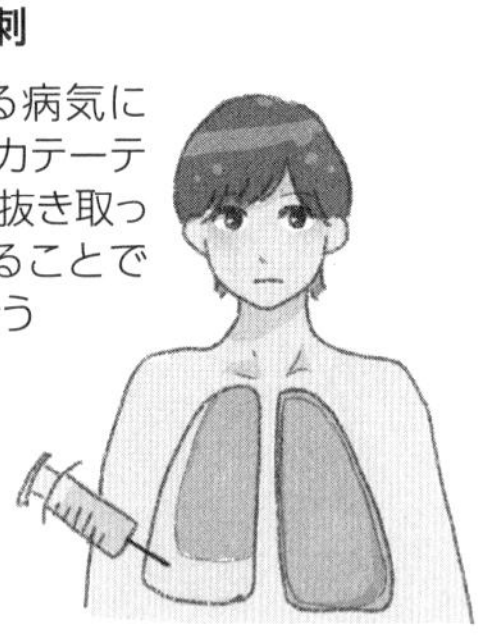

図表5　胸腔鏡

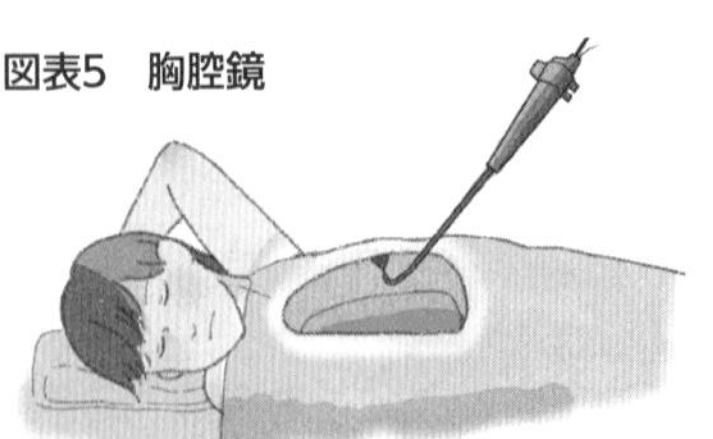

「胸腔鏡」という名前の内視鏡で胸腔の中を観察しながら、病変部の組織を採取して病気の診断を行う。局所麻酔下で行う場合と全身麻酔下で行う場合がある

なため、「胸膜生検」による組織診断が必要になります。胸膜生検には、
・CTや超音波で病変を観察しながら、経皮的に腫瘍部分を採取する（皮膚面から針を刺し、腫瘍のサンプルを採る）針生検
・局所麻酔下で胸壁に内視鏡を通し、胸腔内を観察して行う生検（図表5）
・全身麻酔下に胸腔鏡を用いて行う生検
などがあります。

ただし、一般的な染色液で染めただけでは診断ができず、さらに各種染色液で染め分ける「免疫組織化学染色」や染色体異常を調べる方法などを追加して診断します。


【悪性胸膜中皮腫の診断の難しさ】

病理検査では、ひとつの細胞を顕微鏡で観察する「細胞診」という検査で病気が推察できます。さらに病変部を周りの組織とともに採取して行う「組織診」ができれば、ほとんどの病気で診断が確定します。

しかし悪性胸膜中皮腫では、組織診を行ってもほかの病気との鑑別が困難です。組織診では一般的に、2種類の染色液で染めて観察することで診断がつきますが、悪性胸膜中皮腫では6種類以上の染色液で染め分けないと診断がつきません。

治療法は

治療方法には、
・手術
・化学療法（抗がん剤療法）
・放射線療法
の選択肢があります。病気の進行度（病期分類）と日常生活の制限の程度（パフォーマンスステータス：PS）などが総合的に評価されて決定されます。後者では、日常生活が「普通にできる」から「1日のほとんどをベッドか椅子で過ごす」までのどのぐらいの段階かを評価し、日中の50％以上はベッド外で過ごすぐらいの

元気のある方には、一般的に抗がん剤を使用します。
ただし、手術を受けた患者さんは、受けなかった患者さんに比べて長期に生存できたと報告されているため、まずは手術療法を第一に考えます。切除ができない場合や手術後に再発した場合には、化学療法が主体となります。
ひとつの治療法だけでは効果が十分ではなく、それぞれを組み合わせた集学的治療が行われます。痛みが強い場合は痛みをコントロールするため、緩和療法[※4]も追加されます。

手術を選択できるのは、肉眼で腫瘍が手術で完全に切除可能と判断でき、心臓や呼吸の機能が手術に耐えるのに十分である場合です。手術には、
・「胸膜肺全摘術（ＥＰＰ）」：片方の肺と胸膜を摘出する
・「胸膜切除／肺剥皮《はくひ》術（Ｐ／Ｄ）」：胸膜のみを切除して肺の一部を温存する
の2種類があります。ＥＰＰはＰ／Ｄに比べ、手術に関連する死亡が多いものの、根治度が優れているという報告がありますが、長期予後はＥＰＰもＰ／Ｄも変わらない、との報告もあります。どちらが優れているかは現在のところ結論が出ておらず、今後の検討課題です。

手術を受けた方には、化学療法を追加で施した方が予後がよかったとの報告があるため、化学療法を追加して行います。化学療法の標準的な薬剤は「シスプラチン」と「ペメトレキセド」の組み合わせです。この薬剤の効果がなくなった場

※4　緩和療法
がんに伴う体と心の痛みを和らげる治療。呼吸が苦しい場合の酸素吸入や、痛みが強い場合の鎮痛薬による治療などのことをいう。

※5　免疫チェックポイント阻害剤
「免疫チェックポイント」という免疫を抑制する部分を阻害することにより、免疫力を高め、体内の免疫の力でがんを治療する薬剤。

合は、免疫チェックポイント阻害剤の「ニボルマブ」[※5]が使用されることがあります。免疫チェックポイント阻害剤については、既存の化学療法との併用、あるいは初回治療[※6]としての有用性に関する臨床試験が進められています。

ＥＰＰの術後に、放射線療法を行うことがあります。Ｐ／Ｄの術後や手術ができない例に対しての放射線療法は、今のところ勧められていません。また、「血管新生阻害剤」[※7]、遺伝子治療や抗体療法[※8]については臨床使用には至っていません。

早期発見するにはどうしたらいいか

初期では症状がないことが多いため、健診が重要になります。在職中の労働者は、会社の健診を活用してください。離職後の方は、業務がもとになった病気を早期に発見し、重篤な結果を予防することを目的にした「健康管理手帳」[※9]の制度を用いて、年に2回、無料で健康診断を受診できます。

胸膜中皮腫の発症年齢は60～70歳がピークのため、離職後にこの制度を利用して健診を受けることが重要であり、胸部レントゲンで異常が指摘されたときは、たとえ無症状であっても精密検査を受けることが、早期発見のポイントになります。

※6 以前は、ニボルマブは「シスプラチン」＋「ペメトレキセド」という抗がん剤で治療をした後しか使用できなかったが、現在は治療の〝最初から〟使用できる「初回治療」のための検討がされている。

※7 血管新生阻害剤
血管の新生を妨害する薬。腫瘍の増殖を支える血管の成長を妨げることにより、腫瘍の増殖を遅らせる効果がある。

※8 抗体療法
遺伝子組み換え技術で人工的に合成された抗体で、がんの表面の目印となる抗原を狙い撃ちにする治療。

※9 石綿健康管理手帳の制度
石綿による健康障害の恐れを証明する手帳で、医学的所見やばく露量、期間が示される。交付対象は、石綿の取扱い業務（直接業務）または、直接は石綿を取り扱わないものの同じ作業場内での業務（周辺業務）に従事し、一定の石綿ばく露の所見がある方。申請書類の交付や相談は、各都道府県の労働局で受けつけている。

補償について

パート・日雇などを含む労働者の方は、一般的に労災保険に加入しており、労災保険による補償の対象となります。労災補償の対象とならない（労災保険に加入していなかった）職業的ばく露と環境ばく露によると考えられる事例には、「石綿健康被害救済法」による補償があります（図表6）。

石綿関連の病気を見逃さないために

石綿に関連する病気には、それぞれに労災補償や石綿健康被害救済法による補償があり、制度は少し複雑です。診断には石綿のばく露を受けた経歴の把握が重要ですが、ばく露を受け得る場面は多種多様です。潜伏期間が長い病気であるため、昔の記憶がはっきりせず、うまく診断につながらなかったり、診断までに時間を要したりすることもあります。

労災病院の先生方で協力して、職業性石綿ばく露が疑われる症例の職業を調べたところ、多い方から順で、建設作業、造船所内での作業、配管作業、電気工事業、鉄鋼業製品製造業、石綿製品製造業・石綿吹きつけ作業、自動車製造または

図表6　労災保険法と石綿健康被害救済法

比較項目	労災保険法	石綿健康被害救済法
対象者	労働者(日雇、パートタイマーなどを含む)、特別加入者を含む	労災補償などによる救済の対象とならない者
給付内容	療養給付、休業給付、遺族給付、葬祭料など	医療費、療養手当、救済給付調整金、葬祭料など
対象疾病	1) 石綿肺 2) 肺がん 3) 中皮腫 4) 良性石綿胸水 5) びまん性胸膜肥厚	1) 石綿肺 2) 肺がん 3) 中皮腫 4) (良性石綿胸水は対象外) 5) びまん性胸膜肥厚
申請窓口	最終粉じんばく露事業所を管轄する労働基準監督署	環境再生保全機構、環境省、地方環境事務所、保健所

補修作業、解体作業、機械器具製品製造業、化学工場内での作業、倉庫内の作業、セメントまたはセメント製品製造業などでした。

肺や胸膜の病気の検査をしているときに、職歴が石綿関連の病気の診断のきっかけとなり、補償に繋がることをよく経験します。胸部の病気で病院を受診される際は、過去に自分が勤めた職場が前述のような職場でなかったか確認いただき、仕事の内容や職場の環境などを思い出して主治医とご相談いただくことが、診断の重要なポイントになります。

若々しく健康な足で100年人生
～下肢静脈瘤《りゅう》の治療～

医学研究科心臓血管外科学　教授／医学部附属東部医療センター　副院長
浅野　實樹

女性に多い下肢静脈瘤。「年になると足の血管がボコボコする病気」と思われていますが、それだけではありません。「足がむくんで重だるい」、「寝ているときに足がつる」など、疲れや年齢のせいだと思っている症状が、この病気による場合もあります。健康な足で、いつまでも活動的な日々を過ごしましょう。

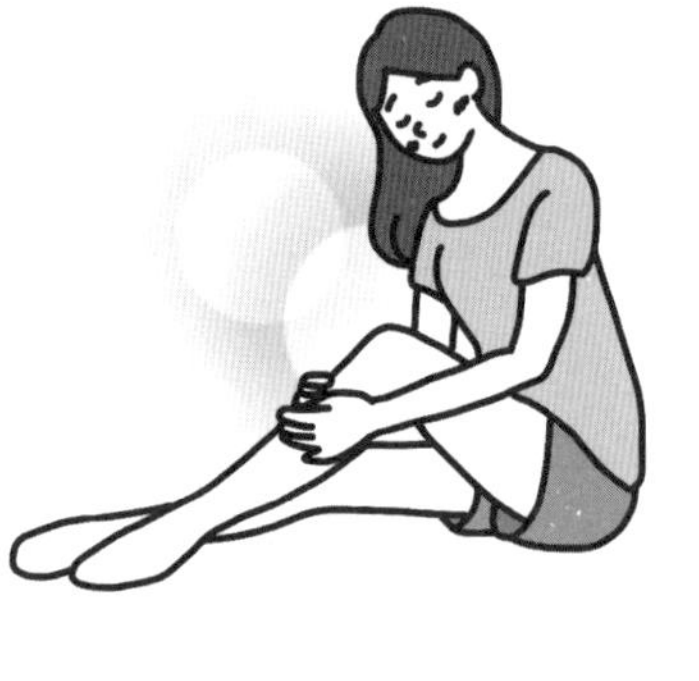

静脈瘤はどんな病気？ まずは静脈のことから
―静脈の構造と機能―

血管には、動脈（心臓から全身へ血液を送る）と静脈（全身に行き渡った血液を心臓に還す）があります。静脈には、皮膚表面の「表在静脈」と、筋肉の中など身体の深いところを流れる「深部静脈」[※1]があります。下肢静脈には、この2種類の静脈を接続する「交通枝」（弁があり、表在静脈から深部静脈へ一方通行で流れるようになっている）があります（図表1）。

※1　**深部静脈**　表在静脈の血液や、胃腸など内臓臓器からの静脈血を集め、心臓へ還す。

図表1　下肢の静脈

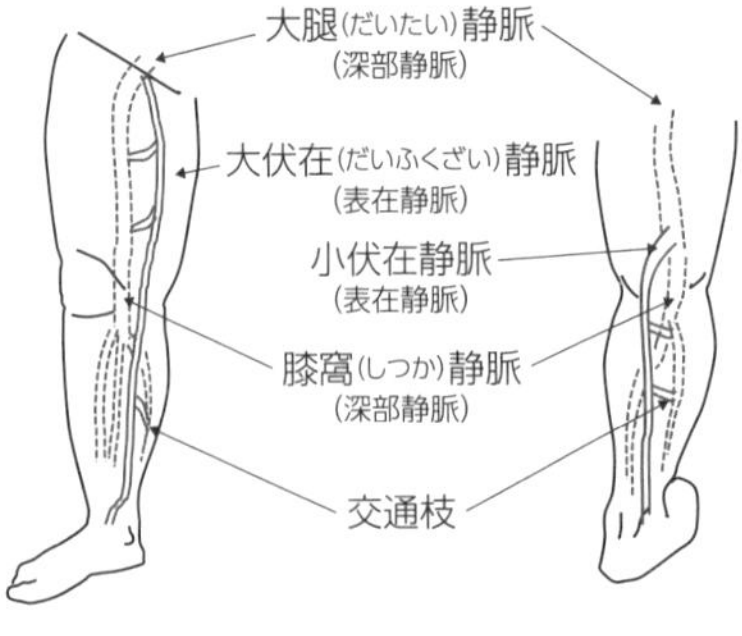

心臓はポンプとして動脈血を全身に送り出しますが、静脈には心臓のようなポンプがなく、代わりに周囲の筋肉がポンプの役割を果たしています。特に下肢の筋肉は、血液やリンパ液を心臓に還すうえで重要な役割を担い『足は第2の心臓』といわれるゆえんとなっています。

静脈には多くの弁（2枚の薄い膜状）があります。弁は正常な状態では閉じられていて、重力によって血液がつま先の方向へ流れようとする（逆流）のを防いでいます。筋肉が収縮すると、血液は圧迫されて上下方向に移動しますが、弁は心臓方向への流れに対してのみ開き、血液は心臓の方向にだけ流れます（図表2）。

下肢静脈瘤は、表在静脈の弁が壊れて血液が逆流し、うっ滞（血流が停滞）が生じて表在静脈が太く膨らんで蛇行（図表3）し、コブ（瘤）状などに変化した状態です。このように、表在静脈そのものに原因がある場合を「一次性静脈瘤」といいます。深部静脈が血の塊で詰まる「深部静脈血栓症」[※2]や、骨盤内の腫瘍などが原因の「二次性静脈瘤」[※3]とは区別されます。外科的治療の対象となるのは、一次性静脈瘤のみです。

これは静脈瘤？ ―下肢静脈瘤の種類―

図表4は、代表的な静脈瘤の症例を示したものです。

図表2　静脈弁の働きと筋ポンプ作用

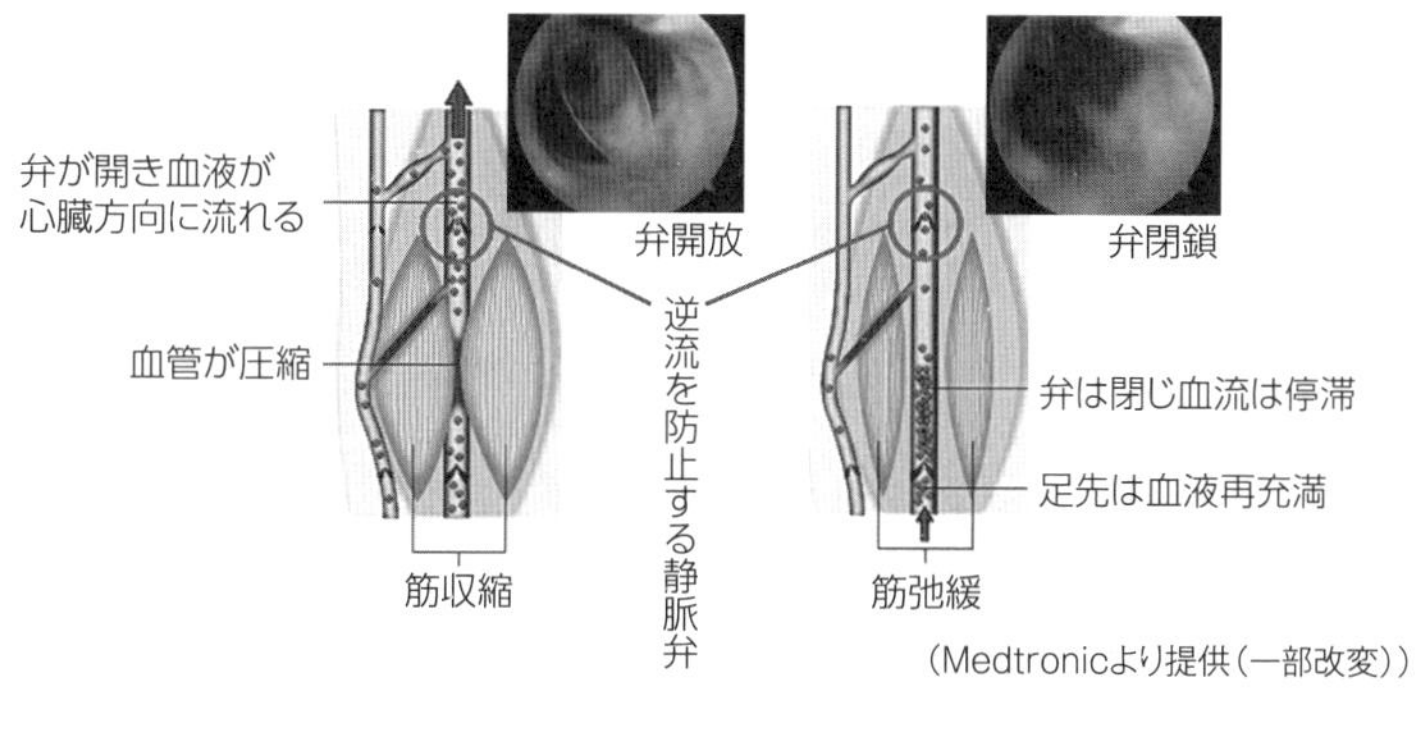

（Medtronicより提供（一部改変））

(1)伏在静脈瘤

積極的な治療が必要となる静脈瘤の多くはこの、血管がぼこりと浮き出るタイプです。太もも内側からすねの内側の大伏在静脈や、ふくらはぎの小伏在静脈に病変ができ、太ももでは径5㎜以上、すね・ふくらはぎでは3～4㎜以上に静脈が膨らみます。

(2)分枝静脈瘤

伏在静脈以外の表在静脈で逆流が起き、膨れたもので、伏在静脈瘤よりやや細いのが特徴です。伏在静脈瘤に併存する、つまり在静脈の逆流の影響が分枝静脈にも及んだ結果、できる場合がほとんどです。

(3)網目状静脈瘤

径1～2㎜の細い皮下静脈が広がって、青く網目状となったものです。

(4)クモの巣状静脈瘤

1㎜以下の皮膚内の細い静脈が拡張し、紫紅色のクモの巣状に広がって見えます。

女性や高齢者に多いのはなぜ？　―下肢静脈瘤の原因―

下肢静脈瘤の主な原因は、妊娠、長時間の立ち仕事、加齢、遺伝、肥満などです。それぞれの原因について説明していきます。

※2　**深部静脈血栓症**
治療には、一般的には血栓を溶かす薬剤の投与を行う。まれに外科的に血栓を除去する場合もある。

図表3　下肢静脈瘤の発生（静脈が太くなり屈曲蛇行する）

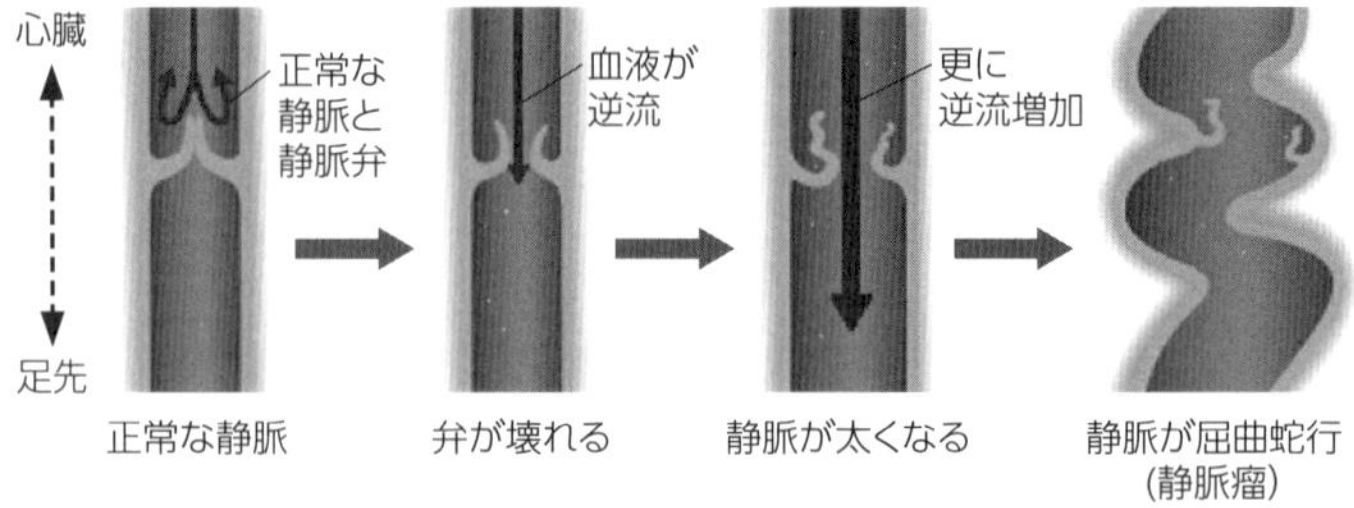

（Medtronicより提供（一部改変））

（1） 妊娠

妊娠後期には、妊娠前に比べて血液量が40～50％増え、下肢静脈から心臓に戻る血液の量も増えます。さらに、胎児の成長と共に子宮も大きくなり、骨盤内で深部静脈を圧迫して、下肢の静脈圧が上昇します。妊娠ホルモンの分泌で、血管も拡張しやすくなっています。これらにより、下肢の表在静脈が拡張し、静脈弁も引き伸ばされ、接合（弁の合わさる具合）不良から逆流を生じるようになります。

妊娠中の静脈瘤はいわゆる二次性静脈瘤で、外科治療の対象にはなりません。静脈瘤は、出産直後にはほぼ消失します。ただし、いったん伸びきった静脈は、少しの静脈圧の上昇でも逆流が生じやすくなります。下肢静脈瘤が女性に多くみられ（男性の3倍程度）、40歳以上の出産経験女性の約50％に認められるという事実も、うなずけるわけです。

（2） 長時間の立ち仕事

長時間の立ち仕事も、静脈の機能を悪くします。理容師、調理師、教師、外科医などの方では、男性でも静脈瘤ができることがよくあります。

たとえば身長160㎝、血圧[※4]120／65mmHgの人のふくらはぎで足底部の静脈圧を測ると、じっと動かずに立った状態では70～80mmHg、椅子にすわった状態では30～40mmHg、仰向けに寝た状態では0～10mmHgとなります。立ちっぱなしだとうっ滞のため、下肢静脈圧が高くなり、静脈が拡張して、弁の接合不良から逆流を生じます。逆流はうっ滞を増悪し、一層静脈圧が高くなるとい

※3 二次性静脈瘤
深部静脈血栓や骨盤内の腫瘍などで心臓に還る血液が圧迫され、流れが障害されたときに、迂回路となった表在静脈が拡張蛇行してコブ状などに変化した状態。一般的には、着圧ストッキングの着用で治療する。

図表4 下肢静脈瘤の分類（自験例）

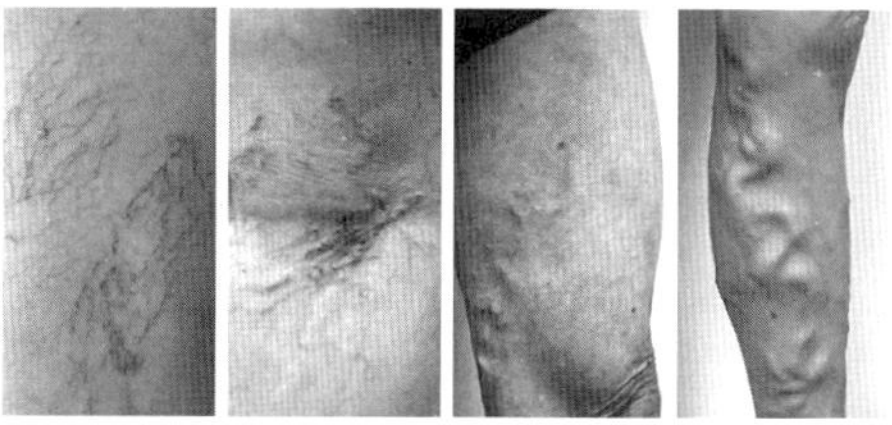

クモ状静脈瘤　網目状静脈瘤　分枝静脈瘤　伏在静脈瘤

※4 血圧は、一般的には腕の動脈圧を測定したもの。

う悪循環が生じます。ちなみに、立ち仕事の合間につま先立ち運動を数回行うと、静脈圧は速やかに30mmHg以下となり、静脈拡張を抑えられます。

(3) 加齢

加齢で食事や運動が減少すると、下肢筋肉がやせ細り、筋ポンプ作用の低下から静脈圧が上昇します。静脈自体も老化し、血管壁の膠原《こうげん》繊維※5や平滑筋※6が減少して、静脈が伸びた状態になります。すると、静脈圧上昇と静脈拡張から、弁の接合不良のため逆流が発生します。

女性は特に、男性に比べて筋肉量が少なく、妊娠・出産による下肢静脈へのダメージをすでに受けていることも多いので、加齢に伴って静脈瘤の発症率が高くなると考えられます。当院でも、下肢静脈瘤手術を受けた患者さんの70%が60歳以上であることから、加齢が大きな要因であることがわかります。

※5 膠原繊維
血管をしなやかに保つ働きをもつ。

※6 平滑筋
血管収縮や拡張を調節する筋肉。

(4) 遺伝

家族に下肢静脈瘤の人がいると、下肢静脈瘤になりやすいことがわかっています。下肢静脈瘤の家族内発生率は、両親ともに下肢静脈瘤だと90%、片親のみだと25〜62%、両親以外の家族に下肢静脈瘤がある場合は20%に認めると報告されています。

(5) 肥満

ご存じのように、食べ過ぎや運動不足は肥満を招きます。食べ過ぎで高血糖の状態になると、身体の水分が血管内に集まって血液量が増え、静脈圧上昇や静脈拡張をきたします。内臓脂肪が増えると深部静脈の血流が悪くなり、運動不足による筋ポンプの作用低下と相まってうっ滞を起こします。

※7　ドロドロの血液を薄めるため。

※8　足の筋肉の収縮回数や筋肉量が減少すると、総体的に筋肉の収縮力が低下し、静脈血を心臓へ還す力が低下する。

筋肉や皮膚の病気と間違わないで！　―下肢静脈瘤の症状―

静脈瘤は、

①立つと、血管の拡張蛇行が目立つようになる

②脚のだるさ、かゆみ、むくみなどの症状が出る

③寝ているときにこむら返りが起こる

④ふくらはぎに熱感や鈍重感が出る

⑤くるぶし近くの皮膚が茶色～黒褐色に変色する

⑥皮膚がただれたり、潰瘍《かいよう》ができる

の順に進行します（②～④は順不同で、同時に発生することも少なくありません）。症状の程度は、季節によっても変化します。気温が上がり、手足の血行がよくなる春先から夏には逆流が増え、症状が強くなり、手足の冷えやすい秋から冬には症状が軽くなります。寒いと症状が強くなる動脈の病気とは、逆です。

②以降の症状が出ている場合は、慢性的に静脈のうっ滞が起きている状態で、治療が必要です。むくみを訴える患者さんの15％に、外見的には静脈拡張がない〝隠

れ静脈瘤〟を認めると報告されています。特に外傷や感染がなく、片足だけがむくむときには、静脈瘤を疑う必要があります。一方、両足に、あるいは突然にむくみが出現した場合は、心臓や腎臓、甲状腺などの全身疾患や血栓症が疑われます。

⑤、⑥は「うっ滞性皮膚症」（図表5）を起こした状態で、血管外に漏れた血液成分などの沈着により、皮膚が変色します。慢性のむくみは炎症を引き起こし、皮膚や皮下脂肪が硬く変性（脂肪皮膚硬化症）して、最終的に皮膚に潰瘍を生じます。これは下肢静脈瘤の末期像で、非常に治りにくく、むくみは悪化し、痛みや感染から歩行困難となって日常生活が送れなくなります。なお、深部静脈血栓症の後遺症でも同じ症状が認められるため、注意が必要です。

逆流はエコーで一目瞭然！ ―下肢静脈瘤の診断―

下肢静脈瘤かどうかは、超音波検査で調べることができます。逆流の起きている場所や範囲、逆流時間の長さ（0・5秒以上は異常）、静脈径および深部静脈血栓症[※9]の有無を確認します。表在静脈と表在静脈、または深部静脈と表在静脈の連結の状態や、深部静脈血栓症を補足的に診断するためには、CT検査も有用です。

痛みの少ない日帰り手術 ―下肢静脈瘤の治療―

静脈瘤のタイプや程度から、治療法を選びます（図表6）。

【静脈瘤でむくみが起きる仕組み】

静脈圧が上昇すると、水分が血管の外へ漏れ、細胞の周りが水浸しとなり、むくみを生じます。細胞の新陳代謝が悪化して、老廃物が蓄積すると、だるさや夜間のこむら返りの原因になります。就眠中に重力から解放されると、静脈圧や逆流は減少し、翌朝にはむくみは改善されます。

図表5　うっ滞性皮膚症（自験例）

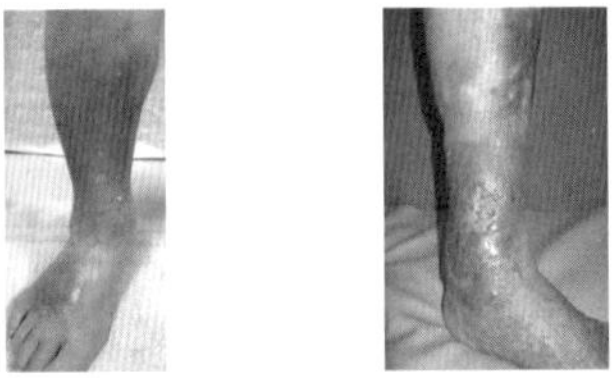

右大伏在/小伏在静脈不全
・色素沈着
・脂肪皮膚硬化
・足の甲に潰瘍痕

左大伏在静脈不全
・色素沈着
・脂肪皮膚硬化
・くるぶし上に潰瘍

※9　深部静脈血栓症がある場合、誤って逆流静脈に外科的治療を加えると、うっ滞性皮膚症がさらに悪化するため、慎重な対応が必要。

(1) 高位結紮《けっさつ》術

伏在静脈の拡張が中等度で、症状もあまり強くない場合に行う手術です。血管をしばって血流をなくす方法で、深部静脈と伏在静脈の合流部と、数カ所の伏在静脈を結紮して（しばって）切り離します。

以前は日帰り手術の代表格でしたが、再発率が高く、現在では単独手術として行われることはほとんどありません。

(2) ストリッピング術

伏在静脈瘤に対する根治手術（完全に治す術式）で、100年以上の歴史がある優れた手術です。逆流が起きている部分の両端を、2～3㎝ほど皮膚切開し、「ストリッパー」と呼ばれる器具を使って静脈を抜き去ります。除去した後は、血液はほかの静脈を流れ心臓に還るので、病変血管がなくなっても問題ありません。

以前は腰椎麻酔や全身麻酔で行われ、1週間程度の入院が必要でした。しかし、近年は局所麻酔でできるようになり、術後の痛みや神経障害、出血を抑える工夫もできるようになって、日帰り手術も可能です。

(3) 血管内焼灼《しょうしゃく》術

伏在静脈瘤に対する治療法です。血管壁の主成分であるタンパク質を熱によって変性させ、血管を閉塞させて逆流を消失させる方法です。血管を除去する必要はありません（図表7）。焼灼された静脈は、半年から1年で身体に吸収されます。

図表6　静脈瘤による治療法の選択

静脈瘤	治療法
伏在静脈瘤	・高位結紮 ・ストリッピング術 ・血管内焼灼術 ・グルー治療
分枝/側枝静脈瘤	・瘤切除術 ・硬化療法
網目状静脈瘤	・硬化療法 ・弾性ストッキング
クモの巣状静脈瘤	・硬化療法 ・弾性ストッキング

図表7　血管内レーザー焼灼の実際

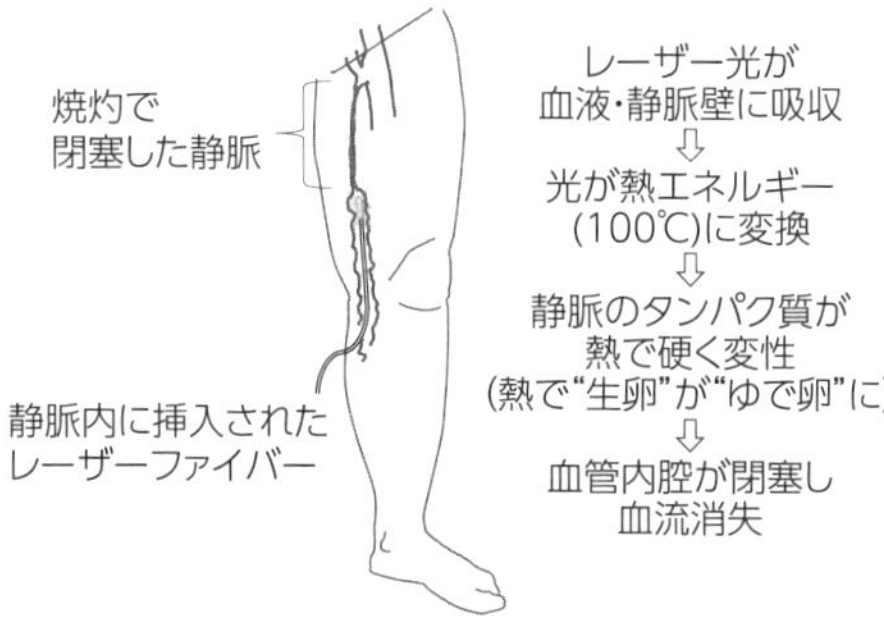

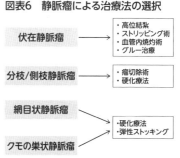

２０１１年からレーザー治療、14年からはラジオ波（高周波）治療が保険適応となり、低侵襲[※10]で再発率の低い根治手術として、近年、伏在静脈瘤に対して最も選ばれている治療法です。日帰りで手術でき、当日から日常生活が可能です。

非常によい治療法ですが、数カ所の局所麻酔注射が必要です。術後７日頃から１～２週間ほどは、焼灼部のつっぱり感やヒリヒリ感を認める場合があります。深部静脈との合流部に血栓ができることもあり、大きい場合は血栓を溶かす治療が必要となります。なお、静脈がひどく屈曲していたり、拡張が大きい場合（25㎜以上）には、この術式は使えず、ストリッピング術を選択することになります。

(4)　グルー治療

19年より「グルー療法」[※11]と呼ばれる、生体用瞬間接着剤を静脈内に注入して血管をふさぐ治療が保険適応となりました。広範囲の局所麻酔が不要で、治療後の運動や生活の制限もほとんどありません。治療成績も(3)の焼灼治療と同程度と報告されています。夢のような治療ですが、接着剤によるアレルギー反応が起こることがあります。まだ新しい治療法なので、今後課題が生じる可能性もあります。

(5)　静脈瘤切除術

ボコボコで屈曲が強い静脈瘤は、皮膚を切開し、直接切除します。最近では２㎜程度の小さな傷をつけるだけの、痛みのない切除が可

※10 **低侵襲**　傷がなく、痛みや術後合併症が少ないということ。

※11 〝グルー〟は英語で「のり」のこと。専用の医療用接着剤（瞬間接着剤と同様のものだが柔軟性がある）をカテーテルで血管内に注入し、血管を閉塞させる。5年以上は血管内にとどまるが、発がん性はない。

図表8　グルー治療

（血管内にグルーを注入）

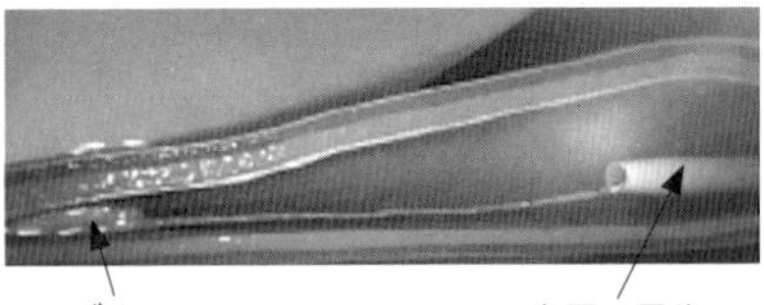

（血管を圧迫し接着）

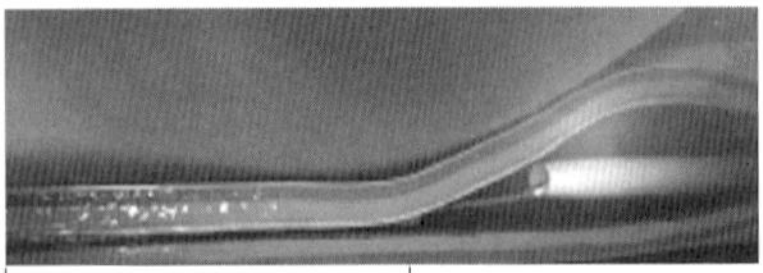

（Medtronicより提供（一部改変））

能です。血管内焼灼術と併用されることが多い方法です。

(6) 硬化療法

網目状静脈瘤などの小さな静脈瘤に、ごく細い針で硬化剤[※12]を注入し、血管を閉塞させる方法です。日帰りの治療も可能です。

手術当日には、硬化剤によるじんましんが生じることがあります。また、術後2日間、入浴や運動を控え、手術部位を圧迫することが必要です。簡便で、くり返し行える治療ですが、根治性に乏しく再発も少なくありません。

(7) 圧迫療法

手術など外科的な治療以外で、症状改善のために最も重要な治療法です。進行を防ぐ効果もありますが、静脈瘤自体が治るわけではありません。

通常は「弾性ストッキング（医療用着圧ストッキング）」を履いて治しますが、潰瘍がある場合には圧を調整しながら巻ける「弾性包帯」が使われます。弾性ストッキングには「弱圧（～20mmHg）」、「中圧（20～40mmHg）」、「強圧（40～50mmHg）」があり、下肢静脈瘤治療には術後も含めて「中圧」を用います。寝ている間を除き、起床から装着して、就寝前まで履き続けます。術後も長時間の立ち仕事を続けるような場合には、就業中の長期使用が望まれます。適切なサイズのストッキングは、最初はきつくて履くのが大変ですが、根気よく着用することで症状改善を実感していただけます。

※12 グルー治療と同様、薬を静脈瘤に注入するが、血管を閉塞させるのは、薬によって起きた血管内膜の炎症でできた血の塊。8㎜を超える静脈瘤には使えず、網目静脈瘤やクモの巣状静脈瘤など1～3㎜程度の大きさの静脈瘤が対象。簡便だが再発率は高い。

図表9　硬化療法

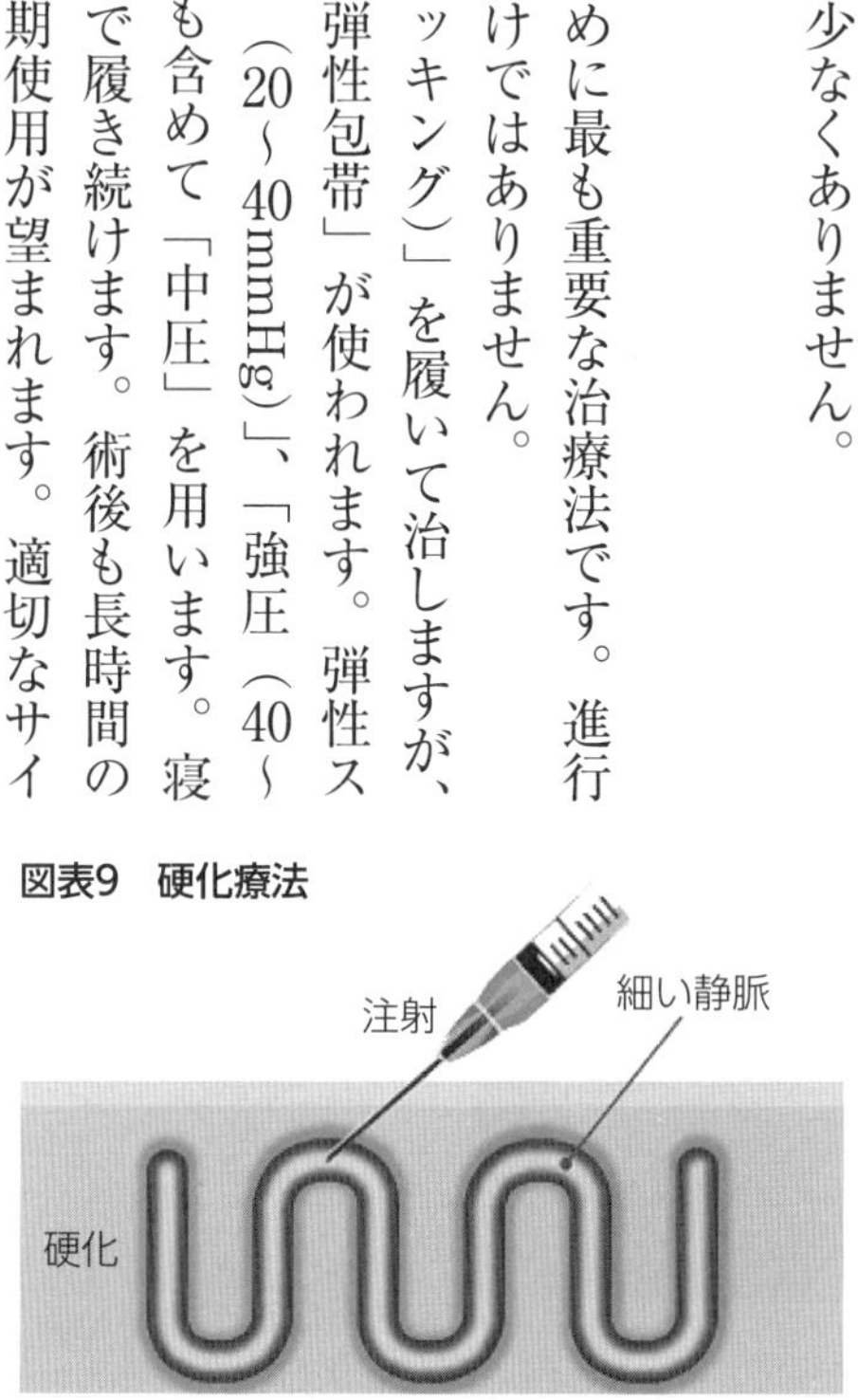

（Medtronicより提供（一部改変））

(8) そのほか

自費診療ではありますが、クモの巣状静脈瘤に、皮膚照射レーザー治療の効果が認められています。

手術を受けた人たちの声

【手術当日から症状がなくなりました】

図表10は、53歳女性の、日帰り血管内焼灼・瘤切除術の治療前後です。

術前は、左ふくらはぎに静脈瘤と色素沈着を伴う湿疹がありますが、術後3カ月では拡張静脈は消失し、湿疹も薄く小さくなっています。だるさやかゆみ、こむら返りは手術当日からなくなっています。治療前後のCT画像では、術前は7～10㎜に拡張した大伏在静脈（正常な右大伏在静脈は2㎜）が、術後3カ月では見えなくなっています（図表11）。

治療を受けられた80代の女性たちからは、「足が軽く外出が楽しくなった」、「きれいな足になったので水泳を始めた」などの言葉が出ています。

図表10　下肢静脈瘤治療の実際①（自験例）

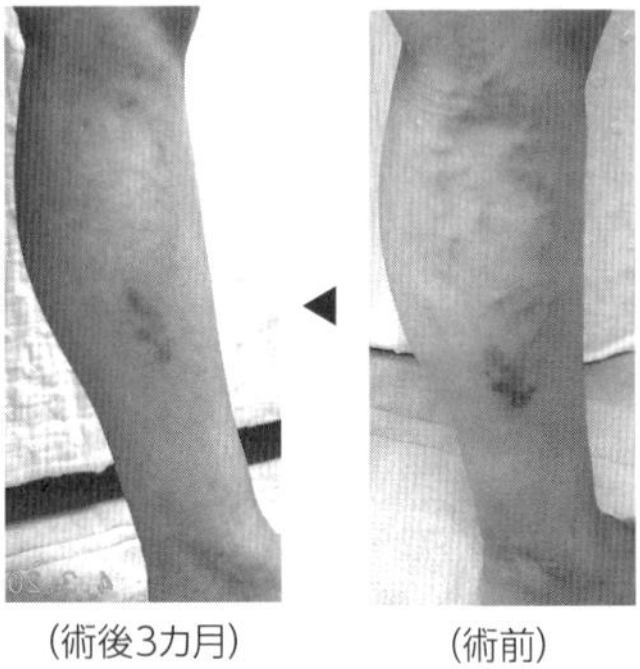

（術後3カ月）　（術前）

53才　女性
下肢つり・鈍重感・かゆみ（湿疹あり）
病歴 15年　出産歴 3回
左大伏在静脈血管内レーザー焼灼
およびスタブアバルジョン術

図表11　下肢静脈瘤治療の実際②（自験例）

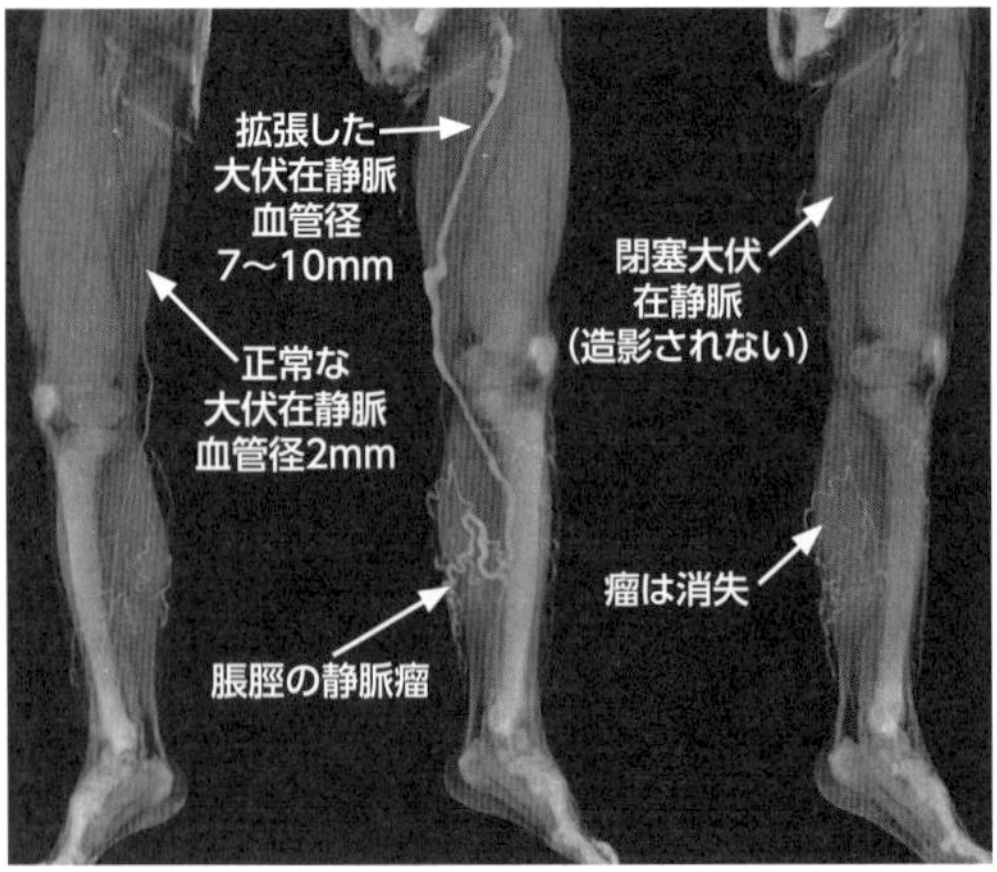

正常な
右大伏在静脈

（術前）
瘤を認める
左大伏在静脈

（術後）
左大伏在静脈

高齢者ほど積極的な治療を ―健康な足で生き生き人生―

女性や高齢者に多い下肢静脈瘤ですが、30～40代女性では、症状を自覚していても受診率が低く、進行性であることを理解している人は3割にも満たないと報告されています。心筋梗塞やがんのように直接生命に関わる病気ではないため、見た目を気にしなければ治療の必要がないと考えられがちですが、放置することで確実に進行し、日常生活に支障をきたし、生活の質を低下させる病気といえます。

勤労妊婦や出産年齢の高齢化、さらには社会全体の超高齢化が進む日本で、下肢静脈瘤は今後も間違いなく増加する病気です。気になる症状があったならば、まずは血管の専門医（心臓血管外科や血管外科）を受診してみてはいかがでしょうか。初診で診断から治療方針までが、ほぼ決まります。外科治療が必要な場合も、安全でからだに優しい治療が選択可能です。

特に症状のある高齢者では、積極的な受診と治療が望まれます。日帰り治療でリハビリも不要ですし、術後早期から活動性が高まり、認知機能にもよい影響を与えます。人生100年の時代、いつまでも美しく健康な足で、いきいきと毎日を過ごしていただきたいと思います。

ビタミン剤で白血病が治る？ ある白血病の物語

医学研究科臨床病態病理学　教授　稲垣　宏

不治の病と考えられてきた白血病のひとつ「急性前骨髄球性白血病」は、医療関係者の不断の努力により、〝治癒〟する病気となりつつあります。今日に至る治療の物語をご紹介します。

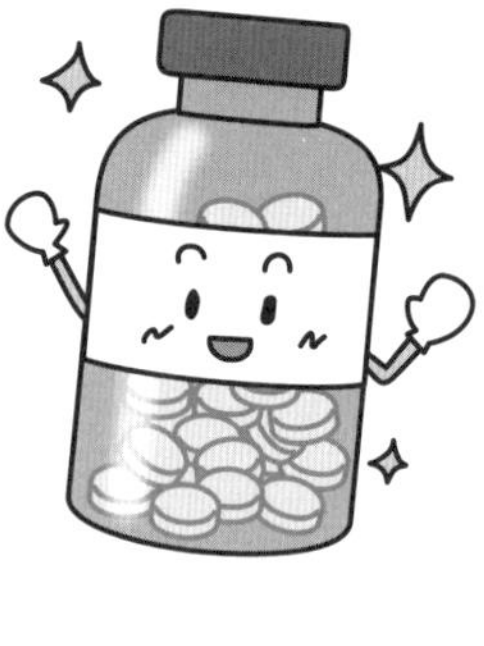

白血病ってどんな病気？

白血病は、血液のもととなる細胞（造血細胞）が腫瘍細胞[※1]（白血病細胞）となり、骨髄（太い骨の中にあるやわらかい組織）で大量に増える病気です。これらの腫瘍細胞は多くの場合、骨髄に留まらず血液中にもあふれ出てきます。白血病は「血液のがん」ともいわれ、19世紀に〝白い血〟[※2]を呈して死んだ患者から名づけられました。

血液には、酸素を運ぶ赤血球、感染症を防ぐ好中球[※3]、出血を防ぐ血小板、免疫に関与するリンパ球などの細胞があります。正常な骨髄には、これらの血液細胞

※1　**腫瘍細胞**　良性／悪性にかかわらず、生体内の制御に反して、自律的に増殖する細胞。血液腫瘍の場合、胃がんや大腸がんなどのように塊をつくらない。

※2　白血球は白色で、白血病末期の、大量に白血球を含んだ血液は白っぽい色になる。

※3　**好中球**　生体内に侵入してきた細菌などを貪食・殺菌し、感染を防ぐ白血球。

のもととなる幼弱な細胞が多数認められます。

幼弱な細胞はいろいろな刺激を受けて分化し、機能をもった成熟細胞に変化していきますが、まだ機能がない段階の細胞が白血病細胞になり、異常に増えて骨髄を占拠してしまうと、赤血球、好中球、血小板などのもととなる血液細胞が減ってしまいます（なお、骨髄にはリンパ球のもととなる細胞は少数しかいないので、それほど影響は出ません）。その結果、貧血[※4]、感染症、出血症状などの症状が出やすくなります。この、幼弱な細胞が異常に増えてしまうタイプの白血病を「急性白血病」と呼びます。

この半面、成熟[※5]した白血球が増えるタイプの白血病もあります。免疫機能をもった白血球にまで分化しているので、腫瘍細胞であるにもかかわらず免疫の機能をもちます。そのため、患者さんはあまり症状を表さず、健康診断などで白血病が見つかることもまれではありません。このタイプの白血病を「慢性白血病」と呼びます。

白血病は、白血病細胞がどのような細胞に由来し、どの段階にまで分化した細胞であるかによって分類されます。白血球は、好中球のもととなる細胞である骨髄球系細胞と、免疫を司るリンパ球系細胞に大別され、前者が白血病になるのは「骨髄性白血病」、後者は「リンパ性白血病」と呼ばれます。細胞分化による分類と組み合わせると、「急性骨髄性白血病」、「慢性骨髄性白血病」、「急性リンパ性白血病」、「慢性リンパ性白血病」の4種類に分けることができます（図表1）。

※**4**　急性白血病では貧血（全身倦怠感、顔面蒼白、息切れ）、易感染性（発熱、全身倦怠感）、出血傾向（鼻出血、歯肉出血、皮下出血）などの症状がみられる。

※**5**　赤血球には核がないので、成熟赤血球の白血病はない（未熟赤血球の白血病はある）。

図表1　白血病の分類

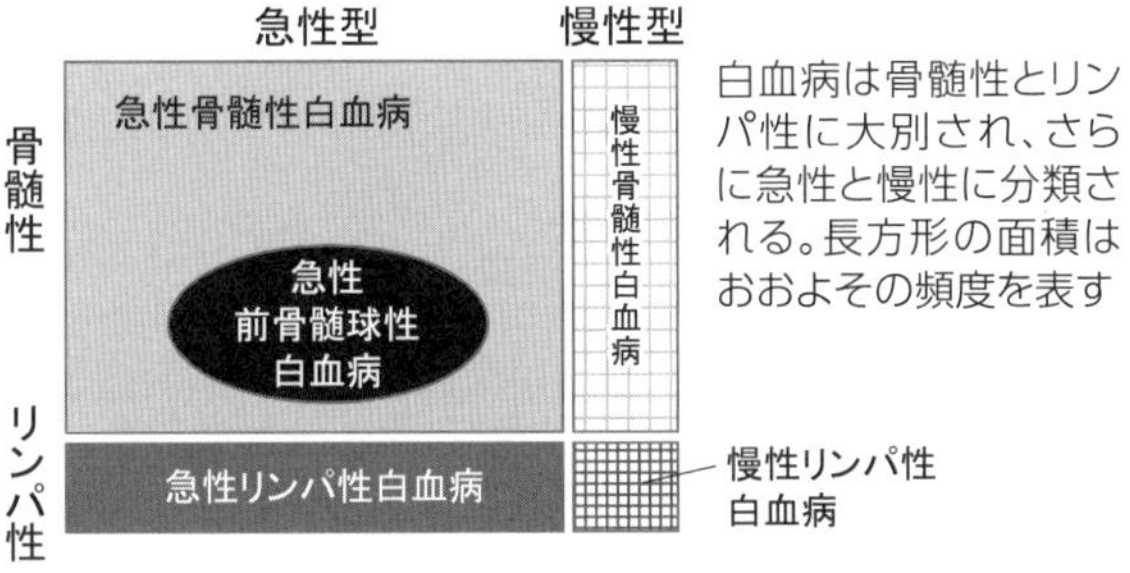

白血病は骨髄性とリンパ性に大別され、さらに急性と慢性に分類される。長方形の面積はおおよその頻度を表す

白血病の頻度、治療、予後

わが国における急性骨髄性白血病、慢性骨髄性白血病、急性リンパ性白血病、慢性リンパ性白血病の白血病の発症頻度は、それぞれ10万人あたり5人、1・5人、1人、0・25人と推定されており、急性骨髄性白血病の頻度が最も高く、慢性リンパ性白血病の頻度が最も低くなっています。それぞれの白血病の発症年齢は60歳代、50歳代、小児期、70歳代で、急性リンパ性白血病が小児に多く、慢性リンパ性白血病は高齢者に多いことが特徴です。

急性骨髄性白血病や急性リンパ性白血病などの急性白血病の治療にあたっては、輸血や感染症対策などを行いながら抗がん剤が使われますが、治療が難しい患者さんには骨髄移植治療も行われます。慢性骨髄性白血病では遺伝子異常がよく解明されているため、分子標的治療薬が使用されます。慢性リンパ性白血病は有効な治療法が限られており、患者さんが高齢なことも多いため、積極的な治療をせずに経過観察とすることも少なくありません。

白血病の治療は以前に比べ格段に進歩し、慢性骨髄性白血病、急性リンパ性白血病（小児の場合）、慢性リンパ性白血病では患者さんの予後は良好です。しかし急性骨髄性白血病の予後の改善は十分ではなく、いまだに恐ろしい病気です。患者さんの半数が、5年以内に白血病を再発します。

図表2　急性白血病の主体をなす細胞

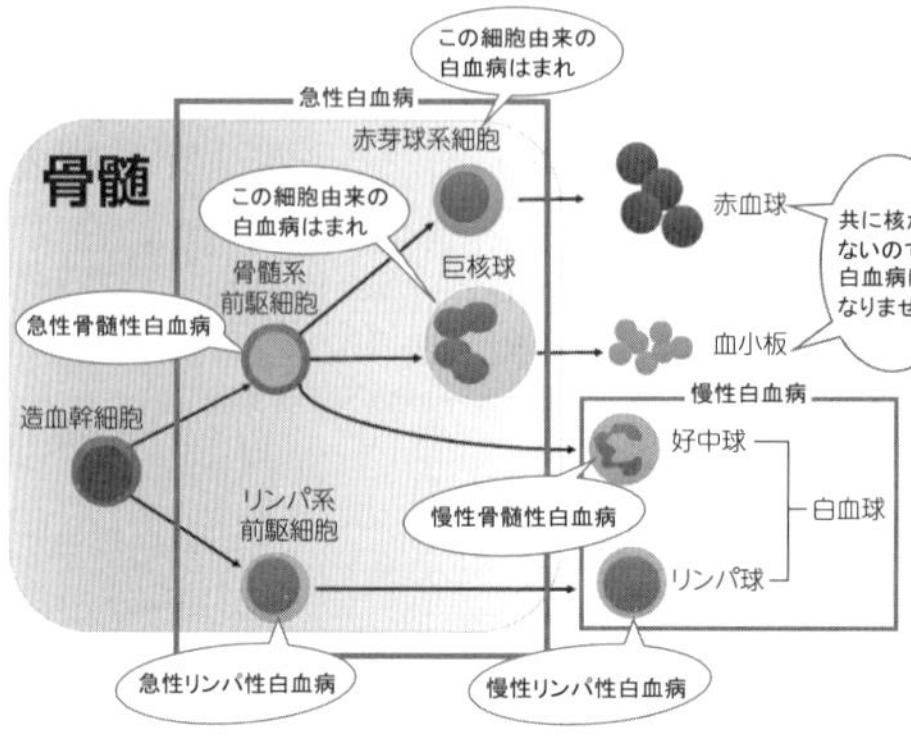

急性前骨髄球性白血病について

白血病の原因は、遺伝子異常の蓄積と考えられています。遺伝子異常の原因として、ウイルスなどの微生物や放射線などが関与する場合があります。

急性骨髄性白血病は遺伝子異常の種類から非常に多くの病型に分類されますが、大きく分けると7種類に大別することができます。その中のひとつが、本稿の主題である急性前骨髄球性白血病です。「急性前骨髄球性白血病（以下ＡＰＬ[※6]）」は、急性骨髄性白血病全体の10％を占めます（図表1）。

わたしは医学生であった１９８０年代初めに、血液内科学の講義でこの病気を初めて知りました。当時、ただでさえ治療が困難な急性白血病にあってＡＰＬ（写真1）は重症の出血症状を呈するため、血液内科の先生は〝最も悲惨な白血病〟と強調されていました。わたしが医者になってからもこの認識は続いていました。

※6　ＡＰＬ
acute promyelocytic leukemiaの略。

急性前骨髄球性白血病に対する活性型ビタミンＡ剤の驚異的な効果

90年代初めになって私は病理学の教師となり、医学生に血液病理学の講義をすることになりました。講義資料をまとめていたところ、「ＡＰＬは経口ビタミン剤で〝治る〟」という記述を見つけたのです。〝最も悲惨な白血病〟と認識していた白血病がビタミン剤を飲むだけで〝治る〟なんて、まったく信じられませんでした。しかし、さらに調べていくと、後述するように納得せざるを得なかったのです。

医学というものは一瞬で変わるものだと、痛切に感じた瞬間でした。血液内科関係者の多大な努力が実り、本邦では94年に活性型ビタミンAの処方がAPLに対して承認されました。

今日に至るAPL治療の歴史をひも解いてみましょう。88年に上海の研究グループから、活性型ビタミンA[※7]の経口投与のみでAPL患者さんのほとんどが寛解[※8]に至るという、驚くべき結果が報告されました。この結果は、その後フランス、日本、米国の研究グループにも確認され、確固たるものとなりました。

急性白血病細胞は、前述のように、一般的には機能をもたない幼弱な細胞が増えることで生命を脅かします。活性型ビタミンAは、これらの機能のない細胞を成熟させ、役に立つ細胞に分化させます。このように幼弱な細胞を、なんらかの方法で機能をもつ成熟した細胞に分化させる治療法を「分化誘導療法」と呼びます。APLに対する活性化ビタミンA療法は、この分化誘導療法が最も成功した例です。白血病細胞自体がいなくなったわけではありませんので、化学療法も行う必要がありますが、現在では最も高い寛解率を期待できる白血病です。

なぜ上海の研究グループが、APLに活性型ビタミンAを投与しようと考えたのかはわかりません。80年頃よりビタミンAやビタミンDなどの脂溶性ビタミンが腫瘍の分化に関与するという研究がなされていたので、その一環として、AP

※7　ビタミンA
脂溶性ビタミンの中で最初に発見されたビタミン。細胞内で活性型ビタミンAであるレチナールやレチノイン酸に変化する。ほとんどのレチノイン酸は、オールトランス型レチノイン酸。

ただし活性型ビタミンAには催奇性があり、サプリメントなどによる過剰摂取が問題になっている。

※8　寛解
病気による症状や検査異常がなくなった状態。再発する可能性もあるため、病気が完全に治った「治癒」とは区別して用いる。

L患者さんに活性型ビタミンAを投与してみようと考えたのかもしれません。

APLの原因は活性化ビタミンAを取り込む遺伝子の異常

活性化ビタミンAの高い治療効果は、APLにみられる遺伝子異常と深く関連しています。白血病細胞に特徴的な染色体異常（15番染色体と17番染色体の相互転座）がみられることは、1977年に報告されていました。上海の研究グループの驚異的な結果を受けて研究が進み、91年にこの染色体異常の本質が、活性型ビタミンAの受容体遺伝子が関与している遺伝子異常[※9]であることが証明されました。すなわち、白血病細胞では活性型ビタミンAの受容体が異常を起こしており、活性型ビタミンAを十分に取り込むことができないのです。

その結果、これらの白血病細胞は好中球への分化が阻害され、成熟できず、未熟な白血病細胞が大量に増えてしまいます。これら未熟な機能のない細胞が骨髄や血管の中で大量に増えることで、白血病の発生に至るというわけです。これらのことから、好中球への分化には活性型ビタミンAが必要であるということが認識されました。病気を研究することにより、体の仕組みがわかるというのは、しばしばあることです。

遺伝子異常を持つ白血病細胞は、活性型ビタミンAを十分に取り込むことができないので、成熟に至る過程で分化が阻害され、未熟な細胞に留まります。しかし、活性型ビタミンAを大量に投与すると、腫瘍細胞も活性型ビタミンAを取り

※9　PML-RARA融合遺伝子という遺伝子異常が関与している。

込みはじめ、白血病細胞の分化が進みます。そうして白血病細胞は成熟した好中球になり、その後寿命を迎えます。

くり返しますが、白血病のもととなる腫瘍細胞自体がいなくなったわけではありませんので、活性型ビタミンAで体調を整えた後に、化学療法も行う必要があります。

活性化ビタミンA治療の副作用

APLに活性化ビタミンAを投与すると、呼吸困難、発熱、浮腫といった症状を起こすことがあり、「APL分化症候群」と呼ばれます。活性化ビタミンAにより体に大量にあった幼弱な白血病細胞が急速に成熟好中球に分化します。これらの成熟好中球がいろいろな物質を放出するため、症状が起きると考えられています。

治療開始前の白血病細胞が多いとAPL分化症候群が起きやすいため、あらかじめ抗がん剤で白血病細胞数を減らすことも行われています。またAPL分化症候群を発症した場合は、副腎皮質ステロイドによる治療が有効です。なお、活性化ビタミンAは胎児に奇形を起こす可能性があるので、妊娠出産の予定のある女性には用いることはできません。

APL治療のその後

その後、血液病理学の講義資料を更新しているうちに、今度はヒ素[※10]がAPLに有効であるという中国からの報告を見つけました。

ヒ素は無味無臭で水によく溶ける毒物で、ヨーロッパでは16世紀頃から飲み物などに混ぜて、毒殺に利用されたといわれています。毒性が強い一方で、古くから悪性腫瘍や皮膚病の漢方薬として使われてきたという歴史も持っています。探偵小説『シャーロック・ホームズ』の著者であり、医師でもあるコナン・ドイルは、ヒ素による白血病治療の成功例を１８８２年に報告しています。

ビタミン剤のときほどではありませんでしたが、ヒ素でAPLが治ると知ったときも、にわかには信じられない気持ちでした。しかし、毒と薬は紙一重です。第１次世界大戦で使われた毒ガスであるマスタードガスが、第２次世界大戦後、リンパ球に由来する腫瘍の治療に用いられたことを思い出し、納得した記憶があります。

ヒ素製剤は、活性化ビタミンAが効かないAPLの治療薬として２００４年に本邦で承認されました。今日、ヒ素は白血病細胞にアポトーシス[※11]を誘導して治療効果を示すと考えられていますが、遺伝子異常に直接作用している可能性もあります。治療に用いる量のヒ素製剤は、時に致命的な不整脈を引き起こす副作用があります。ヒ素製剤を投与している期間は定期的に心電図をとる必要があります。

現在、白血病の治療はますます複雑で多様化しつつあります。その方向性を誤らないためにも過去の歴史を振り返りながら、未来に向かって進んでいくことが大切であると思います。

※10 三酸化二ヒ素、または亜ヒ酸と呼ばれる。

※11 アポトーシス 細胞に備わった、遺伝子が働いて計画的に自己を消去する（自殺する）システム。

脳細胞は再生する？

～さまざまな脳の病気の治療を目指して～

医学研究科脳神経科学研究所　神経発達・再生医学　教授　澤本　和延

長い間、「脳細胞は再生しない」と考えられてきました。しかし近年、少なくともマウスなどの動物においては、失われた脳細胞が再生することがわかってきました。このような発見により、現在治療方法のない脳の病気も、将来、再生医療によって治療することができると期待されています。

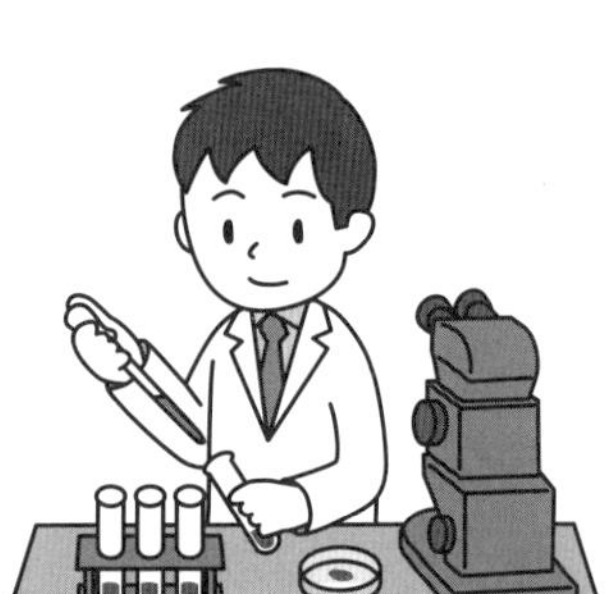

再生とは

生物が傷ついた体を元に戻そうとする働きを「再生」といいます。たとえばプラナリアという動物は、再生能力が非常に高く、１匹のプラナリアを10個の断片に切断すると、その断片のひとつひとつから体全体が再生し、10匹のプラナリアができます。よりヒトに近い動物の例では、イモリの肢が切れると、切断部分から細胞が増殖して、ほぼもと通りの構造が再生します。

ヒトにおいても、たとえば肝臓は一部を切除しても、残った部分が増殖して必要なサイズにまで再生することが古くから知られています。このようにヒトを含む多くの生物は、種によって能力が異なりますが、体を再生する能力をもっています。ヒトの組織の再生のメカニズムを解明して医療への応用を目指す学問が「再生医学」であり、再生医学を応用して行う医療は「再生医療」と呼ばれています。

脳の幹細胞

多くの動物に再生能力が備わっていることは古くから知られていましたが、どうして失われた体が元通りになるのか、長い間その仕組みはよくわかっていませんでした。しかし、体のさまざまな部分に「幹細胞」という、再生の鍵を握る特殊な細胞が存在することが明らかになり、再生のメカニズムの研究が急速に進みました。

動物の体にあるさまざまな種類の細胞は、それぞれが特別な役割を持っています。幹細胞の役割は、必要に応じて新しい細胞を産生することです。樹の幹からたくさんの枝が伸びるように、ひとつの幹細胞はさまざまな細胞を産生する能力があり、体の組織が傷ついたときに再生させることができるのです。私たちの体のさまざまな組織や器官には、中に特有の幹細胞があり、それらの組織・器官に必要な細胞を産生しています。

脳は複雑で、人体で最も再生が難しい部分のひとつと考えられています。脳の細胞は、大きく分けると、「ニューロン」（写真1）と「グリア細胞」の2種類に分

写真1　ニューロン

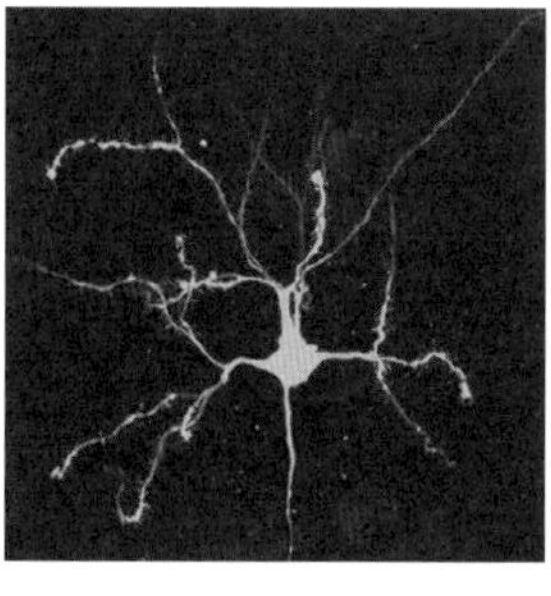

New neurons use Slit-Robo signaling to migrate through the glial meshwork and approach a lesion for functional regeneration
(c) The Authors, some rights reserved; exclusive licensee AAAS. Distributed under a CC BY-NC 4.0 License

類することができます。ニューロンは「神経細胞」とも呼ばれ、脳内のほかのニューロンと結合して電気信号を伝えることで、記憶など脳の働きにおいて主要な役割を担っています。ニューロン以外の細胞がグリア細胞で、ニューロンの働きを助けるなどの重要な働きをしています。

胎児の脳の中では、脳細胞の元になる幹細胞が増殖して数を増やしながら、さまざまな種類の脳細胞を産生しています。少なくともマウスなどの動物においては、発達期を終えた成体の脳においても、幹細胞からのニューロンの産生が続いていることが明らかになっています。ヒトにおいても、少なくとも1歳半くらいまでは幹細胞から活発に新しいニューロンがつくられており、脳の発達に重要な役割を果たしていると考えられています。

名古屋市立大学大学院医学研究科脳神経科学研究所

名市大では附属病院において、神経内科、脳神経外科、こころの医療センターなどで、最新の診断・治療技術を用いた脳神経疾患の診療が行われています。しかし、脳神経疾患には、根本的な治療方法が確立していないものもあります。脳神経疾患の原因を解明して、新しい予防・治療の方法を開発するためには、動物実験や細胞の培養などによる長期的な「基礎研究」が必要です。

名市大では2019年10月に、このような脳神経科学の基礎研究を行う拠点として、脳神経科学研究所を開設しました（写真2）。現在6つの研究室があり、認知

写真2　名市大脳神経科学研究所

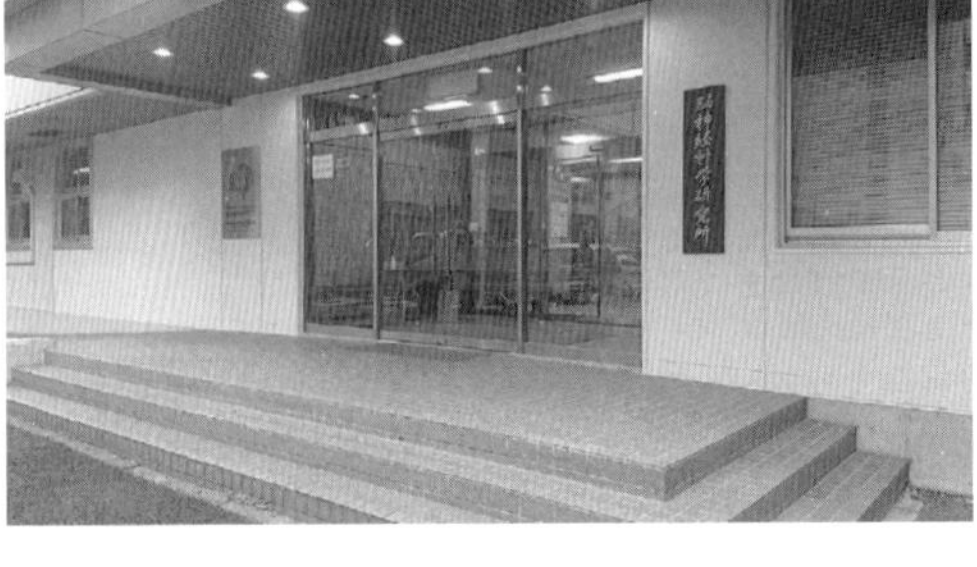

症科学、グリア細胞生物学、神経発達症遺伝学、神経毒性学、神経発達・再生医学、認知機能病態学を対象とした研究をしています。

筆者が所属する神経発達・再生医学分野では、生後の脳に存在する幹細胞からつくられるニューロンに着目して研究を行っています。生後の脳でつくられるニューロンは、脳の発達や病気に関わっていると考えられており、失われたニューロンを再生させる再生医療への応用も期待されています。

幹細胞を用いた脳疾患の治療研究

脳細胞の減少や、細胞の機能が弱くなることによって脳疾患の症状が生じている場合、脳細胞を再生させることができれば、根本的な治療になると考えられます。このような、いわゆる脳の再生医療の開発を目指していろいろな研究が行われていますが、それらは大きく2つに分けることができます。患者さんの脳に必要な細胞を移植する方法と、ヒトの脳がもともと持っている再生能力を活用する方法です（図表1）。

脳への細胞移植の例としては、海外において1980年代から行われていたパーキンソン病の治療がよく知られています。この病気では、中脳（図表2）にあるニューロンが減少することで体が動きにくくなるため、胎児の中脳の細胞を移植することで、失われた機能を部分的に回復させることができると考えられています。実際に、60歳以下の症状の軽い患者さんには一定の治療効果があることが

図表1

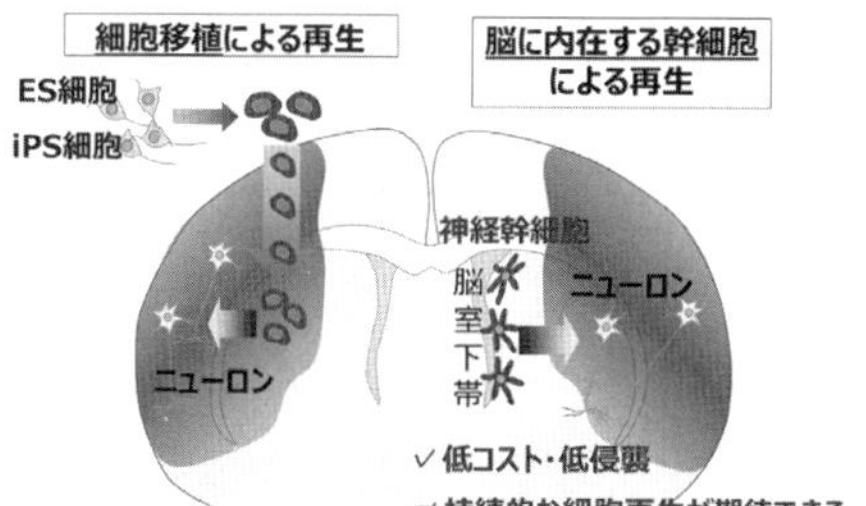
持続的な細胞再生が期待できる

図表2　中脳の位置

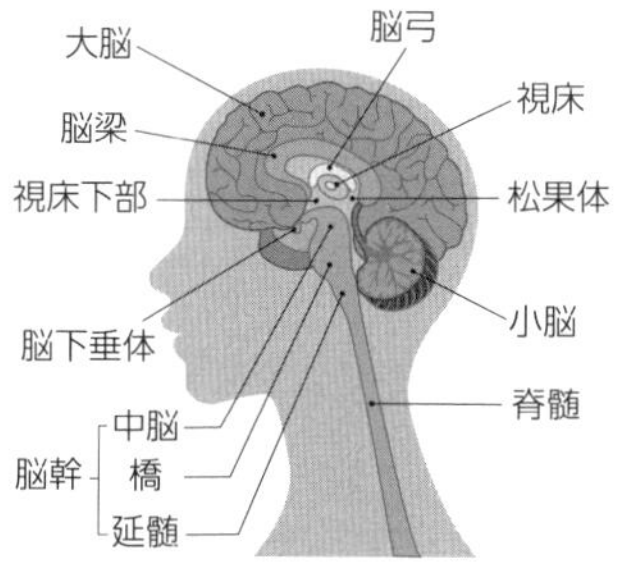

報告されましたが、体が勝手に動く症状を引き起こす副作用などさまざまな問題がありました。また、治療に適した高品質な細胞を確保することが難しいこと、他人の細胞を移植するため拒絶反応や感染のリスクがあること、さらには人工妊娠中絶胎児を医療に用いることに関する倫理的な問題などがあり、一般的な治療法としては普及していませんでした。

そのような問題を解決するものとして、「胚性幹細胞（ＥＳ細胞）」や「人工多能性幹細胞（ｉＰＳ細胞）」が開発されました。ＥＳ細胞は、体外でほぼ無限に増殖させることができ、培養の条件を変化させることによってさまざまな細胞に変化する能力をもっているため、再生医療への応用が期待されています。

しかしＥＳ細胞は一般的に受精卵から作製され、ヒトの体のもととなる「胚」を破壊する必要があるため、これを倫理的に認めるべきかどうか世界中で議論になっています。それに対してｉＰＳ細胞は、皮膚や血液の細胞などを用いてつくることができ、患者さん自身の細胞からつくることもできるという利点があります。

このように、ニューロンやグリア細胞、あるいはそのもとになる幹細胞を患者さんの脳に移植する治療法が、世界中で研究されています。ｉＰＳ細胞からつくられた細胞をパーキンソン病の患者さんの脳に移植する研究も報告されており、注目が集まっています。

【ES細胞とiPS細胞】

ES細胞とは、英語でEmbryonic Stem Cell（略してES cell）と呼ばれるもので、日本語では「胚性幹細胞」とも呼ばれています。受精卵が細胞分裂してできる「胚盤胞」の中には、将来胎児の体のさまざまな細胞に変わる能力を持った細胞が含まれており、これらを取り出して作製されるのがES細胞です。

ES細胞は適切な条件で培養することで半永久的に維持して数を増やすことができます。また、培養方法を変えることによって、たとえば神経の細胞や膵臓の細胞など必要な細胞に変化させることができるため、再生医療に役立つことが期待されました。

しかし、ES細胞から作製される細胞を患者さんに移植すると、他人の細胞由来であるため、拒絶反応が生じます。また、ES細胞を作製するためには、将来ヒトの体になる「胚」を破壊しなければならないという倫理的な問題があります。

一方、京都大学の山中伸弥教授は、患者さん自身の皮膚など採取しやすい細胞に少数の遺伝子を入れることによって、ES

脳に内在する再生機構

筆者が所属する研究室（名市大大学院医学研究科　脳神経科学研究所　神経発達・再生医学分野）では、主にもうひとつの方法、すなわち細胞を移殖せずに、脳がもともと持っている再生能力を活用する方法を研究しています。

この方法は、細胞を移植する方法に比べて、新たに細胞を作製したり培養したりする必要がないため、費用が少なくて済むというメリットがあります。脳に移植手術を行う場合、正常な脳細胞が傷つくことや、感染のリスク、移植された細胞ががん化するなどのリスクが懸念されます。しかし、脳にもともと存在する幹細胞の再生能力を利用する方法なら、より安全で治療効果の高い再生医療となることが期待できます。

このような治療を開発するためには、脳に内在する再生機構の詳細を解明する必要があります。現在わたしたちは、いくつかの脳疾患の治療への応用を目指し、実験動物を使って研究を進めています。

脳梗塞によって失われたニューロンの再生

脳梗塞は、脳の一部の血管がなんらかの原因で狭くなって流れにくくなったり、完全に詰まることで、その血管が酸素や栄養を供給していた領域の脳細胞が死滅

細胞と同様にほぼ無限に増殖し、目的の細胞に変化する能力を持った幹細胞を作製することに成功しました。これが、iPS細胞（induced Pluripotent Stem Cell、人工多能性幹細胞）です。

iPS細胞はES細胞よりも容易に作製することができます。患者さん自身の細胞からつくることができるので、移植した際に拒絶反応が起こりにくいことが期待できます。

する病気です。それによって起こるまひや言語障害などのさまざまな障害が、わが国でも多くの人々を苦しめています。近年、血管が詰まってからその血管が酸素と栄養を供給していた領域が完全に死んでしまうまでの間に、再び血管を開通させることで、細胞が死んでしまうことを防ぐ治療法が目覚ましく発達しました。しかし、この治療を行うことができるのは、発症から数時間以内に限られており、この時期を過ぎると、根本的な治療法は存在せず、脳梗塞の拡大を防いだり再発予防やリハビリをするしかないのが現状です。

写真3　中日新聞2018年12月13日掲載記事

脳梗塞後　機能の回復に成功

神経細胞の移動促進
名市大がマウス実験

名古屋市立大大学院医学研究科の沢本和延教授（再生医学）や金子奈穂子准教授（同）らのグループはマウスの実験で、脳梗塞の患部へ神経細胞の移動を促すことで、脳の機能を回復させることに成功した。薬の開発につながる可能性がある。研究成果は米科学誌に掲載される。

脳梗塞は血管がつまることで、周辺の神経細胞が死滅し、寝たきりなどの運動障害を引き起こす。発症直後に血管を開通させて治ることもあるが、進行後の抜本的な治療法は確立されていない。理論上、患部近くにある正常な神経細胞が患部に移動すれば、脳機能は回復するが、実際には移動しにくく、そのメカニズムも分かっていなかった。

研究グループは、電子顕微鏡などで脳梗塞になったマウスの神経細胞を観察。患部に移動しようとする神経細胞は、途中に点在する突起のある細胞「アストロサイト」に、移動を邪魔されていることを見つけた。

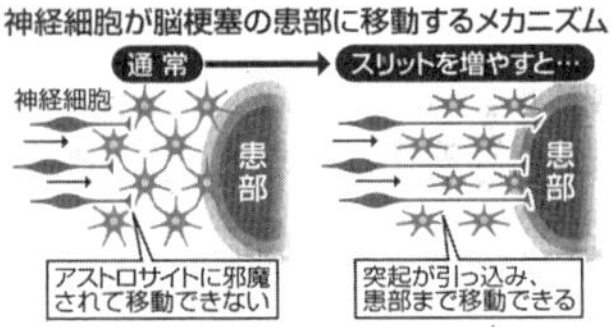

さらに、移動しようとする神経細胞は初めのうち、タンパク質「スリット」を分泌し、これがアストロサイトの表面に結合することで突起が引っ込み、一部の神経細胞は患部に届いていることも発見した。ただ、神経細胞のスリット分泌能力はやがて衰えるため、脳機能が回復するほどの数は、移動できなかった。

研究グループは、分泌を促す遺伝子を神経細胞に加えた。すると、多くの細胞が患部まで移動し、脳梗塞で歩けなかったマウスが、歩けるようになった。

沢本教授は「アストロサイトの働きを抑制する薬ができれば、脳機能回復に効果があるかもしれない」と話している。

わたしたちは名市大病院脳神経内科と共同で、脳梗塞の再生医療を目指した研究をしています。マウスの脳を流れる血液を人工的に止めて脳梗塞のような状態をつくると、脳内に存在する幹細胞からニューロンが再生する仕組みを調べることができます。脳梗塞によってニューロンが死んで脱落すると、脳内の幹細胞が活性化し、新しいニューロンをつくります。幹細胞は脳内の限られた場所にのみ存在するため、新しく生まれたニューロンは、幹細胞がある場所から、脳梗塞でニューロンが失われた場所へ向かって移動する必要があります。筆者らの研究室では、移動するニューロンをさまざまな最新の顕微鏡を用いて観察し、その仕組みを明らかにしてきました（写真3）。

たとえばニューロンが脳内を移動する際には、血管を足場にして移動していることがわかりました。そこで、血管に似た構造をした人工的な足場を脳内につくると、脳梗塞後の脳におけるニューロンの移動が促進されることがわかりました。また、脳梗塞後の脳では、グリア細胞の一種である「アストロサイト」という細胞が活性化して細かい突起をたくさん伸ばし、ニューロンの移動経路を塞いでいることがわかりました。そこで、再生したニューロンが移動する際に、アストロサイトの突起の間を通り抜けやすくする働きのあるタンパク質をつくらせるようにしたところ、ニューロンの移動が促進されて、失われたニューロンが再生し、マウスの歩行機能が回復することもわかりました。

新生児脳疾患によって失われたニューロンの再生

周産期医療の進歩により、新生児の生存率は劇的に改善しました。その一方で、重い後遺症を生じ得る「低酸素性虚血性脳症」[※1]などの新生児脳障害は、毎年数千人程度発生しています。傷害で失われた神経細胞（ニューロン）を再生させる治療法は未だないのが現状であり、新たな治療法の開発が望まれています。

魚やマウスに比べて、ヒトの脳では発達とともに幹細胞が急速に減少し、成人では傷ついた脳が再生しにくくなっていくと考えられます。しかし、すでに述べ

※1　低酸素性虚血性脳症
母体内あるいは分娩中に、なんらかの理由で脳への血流が低下し、脳細胞の生存に必要な酸素が足りなくなることによって引き起こされる脳障害。

た通り、生後1歳半くらいまではヒトの脳にも幹細胞がたくさんあり、再生が起こりやすいと考えられます。そこで、筆者の研究室では、名市大病院の小児科の先生がたと共同で、新生児脳疾患を再生医療によって治療する方法の開発に取り組んでいます。

筆者らは、マウスを用いた実験によって、新生児期のみに存在する脳障害後の神経再生メカニズムを発見しました（図表3）。「放射状グリア」という、脳の発生期に幹細胞としてはたらき、ニューロンの移動の足場にもなる細胞があります。これらは生後すぐに消失すると考えられていますが、新生児期で脳に障害を受けると、そのまま維持されます。すると、脳内の幹細胞から産生されたニューロンが、放射状グリアの長い突起を足場として、傷害部へ効率よく移動します。

そこで放射状グリアを人工的に模倣した足場を、障害を受けた新生児の脳へ埋め込むと、傷害部へのニューロンの移動を促進し、歩行機能を回復させることができました。この神経再生メカニズムをヒトへ応用すれば、新生児脳障害の再生医療につながると期待できます。

図表3

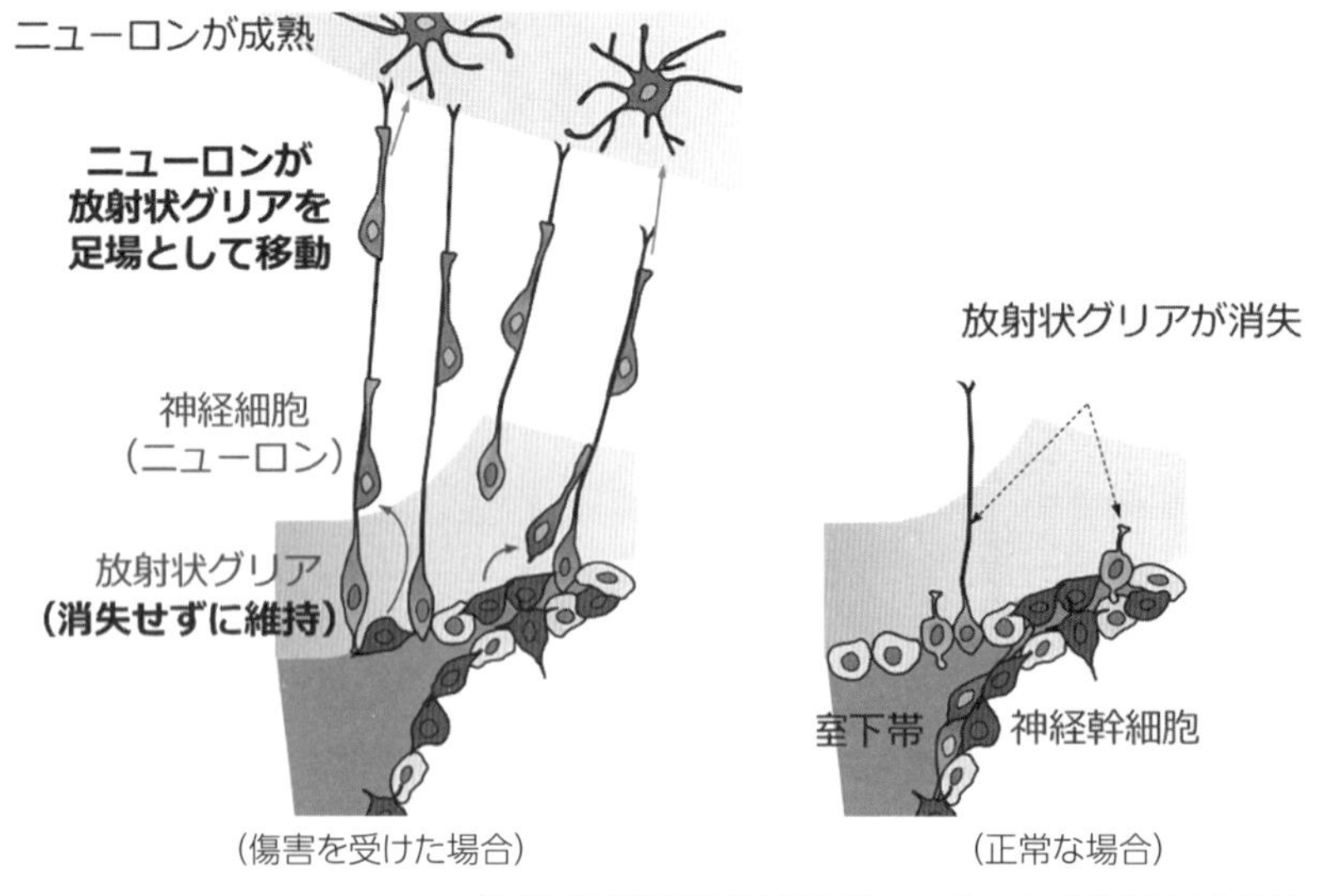

（© 2018 神農英雄·澤本和延 Licensed under CC 表示 2.1 日本）

脳の再生医療の実現に向けた課題

前述のように、マウスを使った実験では、病気で失われた脳細胞を再生させることができるようになりました。しかし、これらの研究成果を実際に脳疾患の治療に役立てるためには、解決しなければならない課題が多く残されています。地道な基礎研究によって、脳の中で幹細胞からニューロンがつくられる仕組みをさらに解明し、ヒトの脳を再生させる技術を開発する必要があります。

そのような目標に向かって、筆者が所属する研究室においても研究者の方々が日夜努力しており、少しずつ着実に前進しています。

新型コロナウイルス感染症これまでにわかっていること

名古屋市立大学医学部　臨床教授／大同病院呼吸器内科　主任部長　沓名　健雄

2020年より世界中で猛威を振るっている新型コロナウイルス感染症について、現在わかっていることを、ワクチンや変異株の話題を含めてお話しします。

新型コロナウイルス感染症とは？

これまでにヒト由来のコロナウイルスは4種類が同定されており、かぜの原因の10～15％を占める病原体として知られていました。イヌやネコ、ブタなど、動物に感染するコロナウイルスも存在します。

2002年に中国・広東省に端を発した重症急性呼吸器症候群（SARS：サーズ）はコウモリのコロナウイルスがハクビシンを介してヒトに感染し、ヒト―ヒト感染を起こすことで8千人を超える感染者を出しました。また、12年にはアラビア半島で中東呼吸器症候群（MERS：マーズ）が報告され、ヒトコブラクダからヒトに感染することが判明しています。そして19年12月から中国・湖北省武

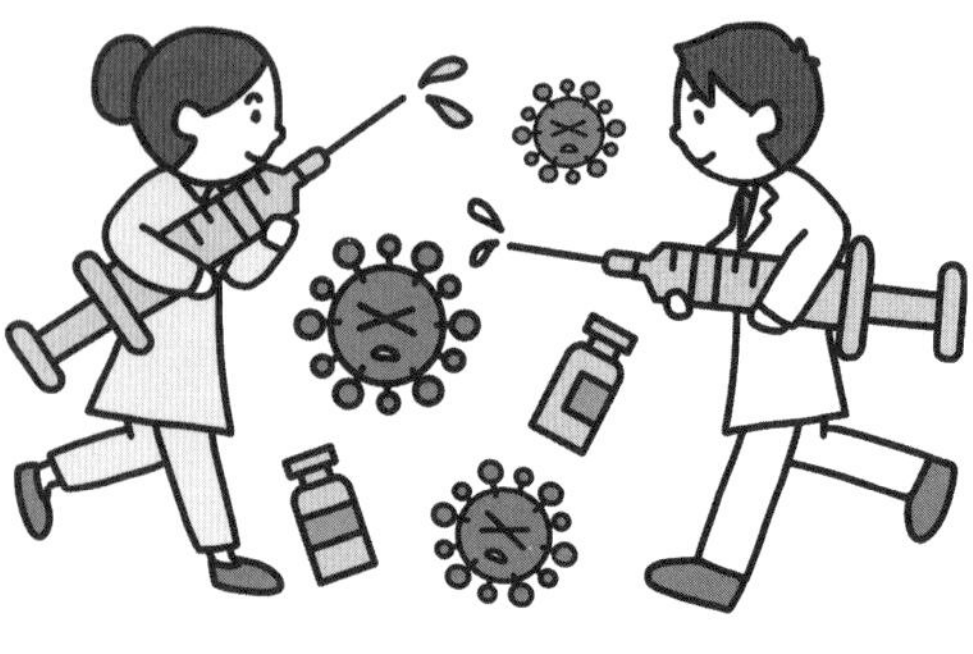

漢市で発生した原因不明の肺炎は、新型コロナウイルス（SARS－CoV－2：サーズコロナウイルス2）が原因であることが判明しました。

SARS－CoV－2は、SARSやMERSの病原体と同じ、ベータコロナウイルスに分類される動物由来のコロナウイルスと判明しましたが、宿主動物はまだわかっていません。現在はヒト－ヒト感染によって流行が世界的に広がっている状況です。SARS－CoV－2による感染症を、「COVID－19（コビッド19、感染症法では新型コロナウイルス感染症）」と呼んでいます。

感染経路は飛沫《ひまつ》感染が主体

感染経路は飛沫感染[※1]が主体ですが、換気の悪い環境では咳やくしゃみなどがなくても感染すると考えられています。また、ウイルスを含む飛沫などによって汚染された環境表面（手すり、ドアノブ、スイッチ、便座、つり革など）からの接触感染[※2]もあると考えられます。

症状が出ている患者が感染源の主体ですが、症状のない感染者からの感染リスクもあります。

感染してから5日程度で発症する

潜伏期（病原体に感染してから初発症状が発現するまでの期間）は1～14日間

※1　飛沫感染
咳やくしゃみなどの飛沫に含まれるウイルスを口や鼻から吸い込んだり、目に入ったりすることで起こる感染。飛沫の飛距離は、約1～2m。

※2　接触感染
感染力のあるウイルスに汚染されたものを触ることで、口、鼻、目から起こる感染。

で、感染から5日程度で発症することが多いです。発症2日前から感染性があり、他人に感染させる可能性のある期間は発症後10日程度ですが、時間が経つにつれて感染力は弱まります。

高齢者にとっては怖い病気!

亡くなられた患者さんの大部分が、高齢者です。21年2月10日時点の国内死亡者数は全年齢層で6135人(うち年齢不明が39人)でした。年齢判明者のうち60代が481人(全体の7・9%)、70代が1457人(全体の23・9%)、80歳以上が3932人(全体の64・5%)でした。国内での致死率(検査陽性者数に対する死亡者数の割合)も、年齢とともに高くなります。40代で0・1%、50代で0・3%、60代で1・4%、70代で4・7%、80歳以上で12・5%でした。

日本は高齢化率(65歳以上人口の割合)が世界第1位(28・4%)であり、20年9月時点での新型コロナウイルスによる推定致死率(抗体保有率から推定された真の感染者数に対する死亡者数の割合)は、日本が1・09%と最も高い値を示しました。

においの異常・味の異常は、コロナに特徴的

初期症状はインフルエンザやかぜに似ており、この時期にこれらと新型コロ

図表1　インフルエンザと新型コロナウイルス感染症の違い

	インフルエンザ	新型コロナウイルス感染症
症状の有無	しばしば高熱。	発熱に加えて、嗅覚障害・味覚障害を伴うことがある。
潜伏期	1〜2日	1〜14日(平均5〜6日)
無症状感染	10%。無症状患者では、ウイルス量は少ない。	年齢により数%〜60%。無症状患者でも、ウイルス量は多く感染力が強い。
感染力のあるウイルスの排出期間	発症日から5〜10日間(多くは5〜6日間)	発症2日前〜発症後10日間以内。ただし、PCR検査が長期間陽性のことがある。
ウイルスの排出ピーク	発症後2〜3日後	発症日
重症化	まれ	重症化率5%。
致死率	0.1%以下	日本では1.1%

ナウイルス感染症を区別することは困難です。日本において頻度が高い症状は、発熱、咳、倦怠《けんたい》感、呼吸困難でした。下痢《げり》は約１割の患者にみられました。嗅覚障害（15・１％）、味覚障害（17・１％）は海外の報告よりも頻度が低いようです。多彩な皮膚所見（赤くポツポツとした発疹、水疱《すいほう》、じんましん、しもやけのような手足の腫れ、赤色や紫色の網目模様の発疹、点々とした赤や紫の内出血）は白色人種に多く報告されています。

感染者の80％は軽症ですが、20％は１週間程度で肺炎が増悪し、入院が必要となることがあります。

患者によっては、症状が長期間続くこともわかってきました。日本における電話調査（回復者63人が対象）では、発症から60日たった後にも嗅覚障害（19・４％）、呼吸困難（17・５％）、倦怠感（15・９％）、咳（７・９％）、味覚障害（４・８％）があり、さらに発症から１２０日経った後にも呼吸困難（11・１％）、嗅覚障害（９・７％）、倦怠感（９・５％）、咳（６・３％）、味覚障害（１・７％）を認めました。また24％に脱毛がみられ、発症後約30日から出現し約１２０日までみられました。脱毛の持続期間は平均76日でした。

図表2　新型コロナウイルス感染症の臨床経過

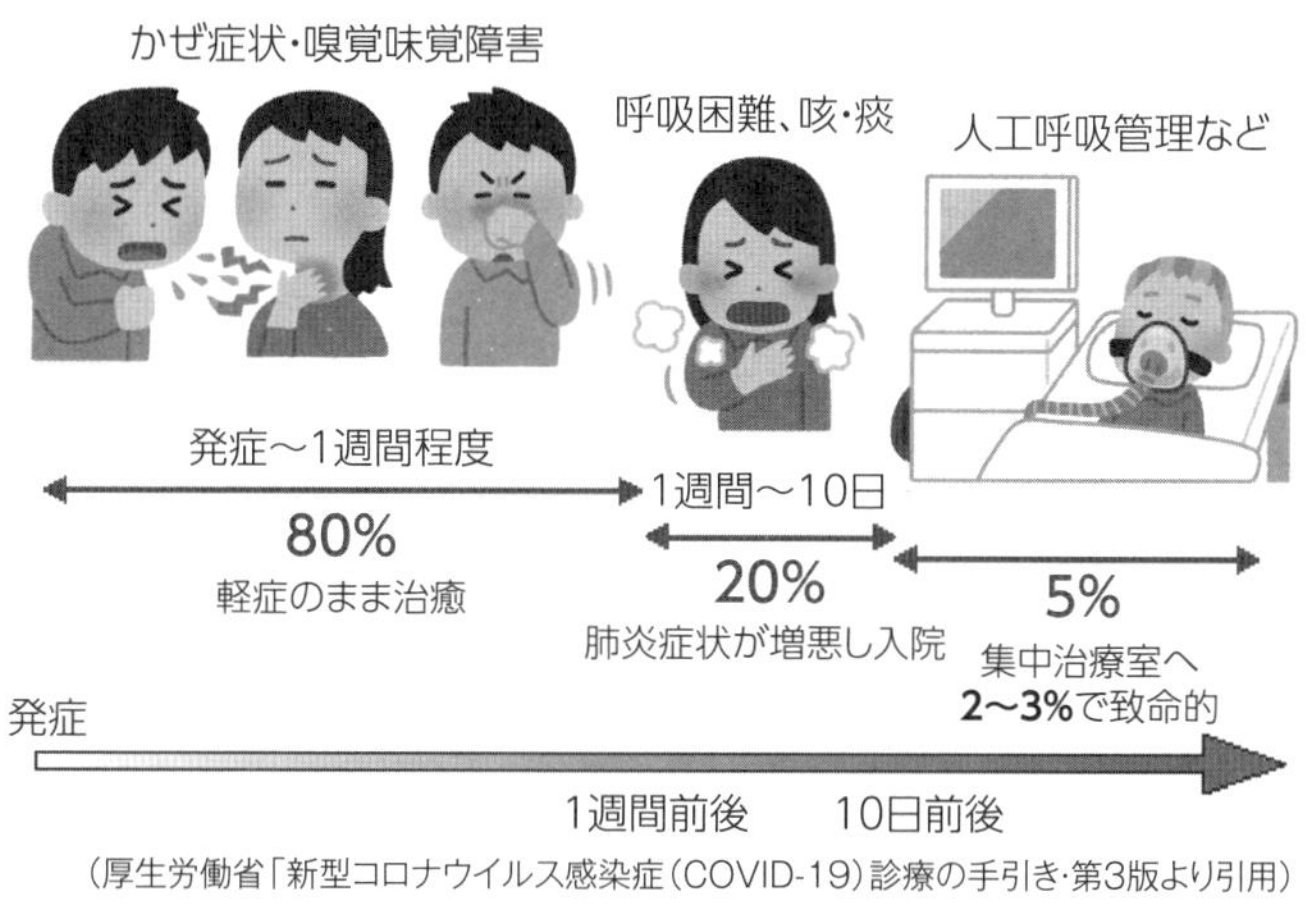

（厚生労働省「新型コロナウイルス感染症（COVID-19）診療の手引き・第3版より引用）

妊婦は重症化する可能性あり

20年12月時点では、妊娠中に感染しても、基礎疾患（高血圧や糖尿病、肥満）を持たない場合、臨床経過は同年齢の女性と変わらないとされています。しかし米国などでは、重症化や流産のリスクが高いこと、胎児に子宮内感染が起こり得ることが報告されています。

日本産婦人科医会が20年7～8月に行った調査では、ＰＣＲ検査陽性の妊産婦72人のうち、81％（58人）に症状があり（うち71％に発熱あり）、妊娠後期の妊婦ほど重症化しやすい傾向がみられました。死亡事例は1例（外国人旅行者）で、出生児への感染の報告はありませんでした。

9歳以下の子どもが家庭内にウイルスを持ち込むことは少ない

小児は、成人に比較して症例数が少なく、また無症状者／軽症者が多いです。しかし、無症状者／軽症者であっても、ウイルスの遺伝子検出量は有症状者と同様に多く、鼻腔ぬぐい液や唾液のみならず、便中への排せつも長期間認められることが報告されています。

日本の20歳未満の患者６８５２例（20年10月14日時点）中、死亡例の報告はありません。

韓国では、20年1〜5月に発端者（周囲への感染のもととなった患者）を対象に、接触者追跡調査が実施されました。家庭内感染率は11・8％（1248／10592）であったのに対し、家庭外の接触者感染率は1・9％（921／48481）に留まりました。

発端者が10代での家庭内感染率は18・6％（43／231）と高く、成人と同等以上でした（20代：7・0％、30代：11・6％、40代：11・8％、50代：14・7％、60代：17・0％、70代：18・0％、80歳以上：14・4％）。一方で、9歳以下の発端者からの家庭内感染率は、5・3％（3／57）と最も低くなりました。家庭外では40歳以上の発端者からの感染率が有意に高く、小児では9歳以下で1・1％（2／180）、10代で0・9％（2／226）と低くなっています。

抗ウイルス薬の開発・確立に期待

21年4月時点で、新型コロナウイルスに対する抗ウイルス薬や、症状に応じたさまざまな治療薬の開発が進められています。

抗ウイルス薬として「レムデシビル（商品名ベクルリー®、注射薬）」が国内承認されており、「ファビピラビル（商品名アビガン®、飲み薬）」は承認申請中です。筆者の経験では、レムデシビルの方がファビピラビルよりも効果がある印

写真1　筋肉注射される
コロナウイルスのワクチン

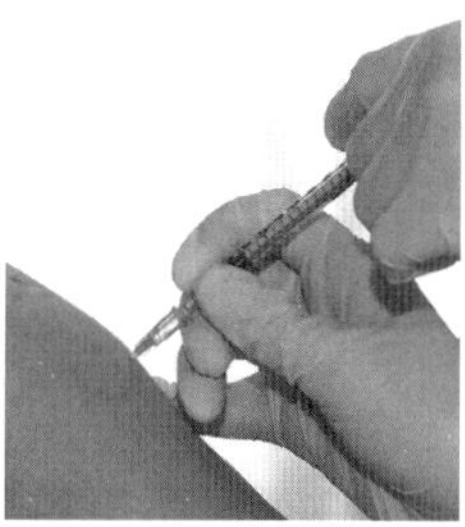

象です。

そのほか海外では、「モルヌピラビル（飲み薬）」が臨床試験中で、21年秋に第3相試験（最終試験）の結果が判明する予定です。インフルエンザ治療薬である「オセルタミビル（商品名タミフル®）」のような飲み薬が開発・承認されれば、早期治療や自宅での治療も可能になります。

症状に応じたさまざまな治療薬としては、肺の炎症を抑える「デキサメタゾン（商品名デカドロン®、飲み薬）」、「バリシチニブ（商品名オルミエント®、飲み薬）」が国内承認されています。また、合併症として血栓症（肺血栓塞栓症、脳梗塞など）が報告されており、「抗凝固薬（ヘパリンなど）」も使用されています。

ワクチン接種率の高いイスラエルでは、流行が収束しつつある

感染症の発病や重症化を予防するためには、やはりワクチンが必要です。発病者や重症者が減少すれば、医療機関への負担を軽減し、さらに死亡者数を減らすことが可能となります。21年4月時点で（世界保健機関：WHOによると）臨床試験に入っているワクチン候補は88種類あり、184種類が前臨床の段階にあります。

製造を早めたり効果を高めたりするために、インフルエンザワクチン※3とは異なる、新しいタイプのワクチンが開発されています。国内で使用されているインフ

※3 （インフルエンザウイルスの）不活化ワクチン
ウイルスを鶏卵で増殖させてからホルマリンで不活化したもの。

※4 （新型コロナウイルスの）不活化ワクチン
ウイルスを培養細胞で増殖させてからホルマリンで不活化したもの。国内のKMバイオロジクスのワクチン。

※5 mRNAワクチン
タンパク質の設計図であるmRNA（メッセンジャーRNA）を投与することで、免疫をつけるタイプのワクチン。新型コロナウイルスの場合は、ウイルスの表面にあるトゲトゲをつくるSタンパクが感染に関わるため、Sタンパクの設計図となるmRNAを投与し、体内でSタンパクをつくらせる。ファイザー、モデルナ、国内の第一三共のワクチン。

ルエンザワクチンは不活化ワクチンだけですが、新型コロナウイルス感染症[※4]のワクチン候補には不活化ワクチン以外に、

①mRNAワクチン[※5]
②ウイルスベクターワクチン[※6]
③組み換えタンパクワクチン[※7]
④DNAワクチン[※8]

があります。

21年5月6日時点で（ブータンやセーシェルのような小国を除けば）、世界で（新型コロナウイルス感染症の）ワクチン接種率が最も高いのはイスラエルです。同国ではmRNAワクチンを使用しており、少なくとも1回接種した人が全人口の62・5%、2回接種が完了した人が58・5%に達しています。ちなみに日本では（21年5月時点で）mRNAワクチンのみが使用されていますが、それぞれ1・97%、0・79%です。さらにイスラエルでは、少なくとも1回接種した割合が、60歳以上では90%、90歳以上では99%に達しており、新型コロナウイルスによる死者の大半を占める年齢層が優先的に守られる形にもなっています。

イスラエルの感染者数は、ワクチン接種の普及とともに21年1月半ばの人口100万人あたり1日900人以上から、21年5月上旬には1日10人以下と大幅に減っています。ちなみに世界的には感染者の少ない日本でも、21年5月上旬の感染者数は、人口100万人あたり1日50人前後です。

※6 ウイルスベクターワクチン
無毒化したウイルス（ベクター）をつくり、ウイルスの遺伝子をヒトの細胞に運ばせるタイプのワクチン。アストラゼネカ、ジョンソン&ジョンソン、国内のIDファーマのワクチン。

※7 組み換えタンパクワクチン
ウイルスの遺伝子情報を、別の生き物の細胞の中で発現させて抗原タンパク（新型コロナウイルスの場合はSタンパク）をつくり、それを投与するタイプのワクチン。国内の塩野義製薬のワクチン。

※8 DNAワクチン
プラスミドDNA（細菌内で大量につくることができる遺伝子の運び屋）に抗原タンパク（新型コロナウイルスの場合はSタンパク）をつくることができるDNAを乗せたものを投与するタイプのワクチン。国内のアンジェスのワクチン。

英国変異株は、従来株よりも感染力や重症化リスクが高い

新型コロナウイルスは、同じＲＮＡウイルスであるインフルエンザウイルスに比べると頻度は低いものの、遺伝子の突然変異が生じます。初期の遺伝子変異として有名なものが、「Ｄ６１４Ｇ」変異です。これは、世界で最初に遺伝子解析されたウイルス株（武漢株）のウイルス表面に存在するＳタンパクの、６１４番目のアミノ酸がアスパラギン酸（Ｄ）※9であったのが、グリシン（Ｇ）に変異したものです。Ｄ６１４Ｇを持つウイルス株は、感染率が武漢株よりも約20％高いと報告されています。

その後、多くの遺伝子変異が蓄積し、21年5月時点で（ＷＨＯによると）、
「懸念される変異株」として
①英国変異株（Ｐ６８１Ｈ・Ｄ６１４Ｇ・Ｎ５０１Ｙなど）
②南アフリカ変異株（Ｄ６１４Ｇ・Ｎ５０１Ｙ・Ｅ４８４Ｋ・Ｋ４１７Ｎなど）
③ブラジル変異株（Ｄ６１４Ｇ・Ｎ５０１Ｙ・Ｅ４８４Ｋ・Ｋ４１７Ｔなど）
④インド変異株（Ｐ６８１Ｒ・Ｄ６１４Ｇ・Ｅ４８４Ｑ・Ｌ４５２Ｒなど）
「注目すべき変異株」として
⑤フィリピン変異株（Ｐ６８１Ｈ・Ｄ６１４Ｇ・Ｎ５０１Ｙ・Ｅ４８４Ｋなど）
⑥米国変異株（Ｄ６１４Ｇ・Ｌ４５２Ｒなど）

※9 アミノ酸の1文字略号
アミノ酸には20種類があり、それぞれアルファベット1文字で表記される。
A：アラニン、C：システイン
D：アスパラギン酸
E：グルタミン酸
F：フェニルアラニン
G：グリシン、H：ヒスチジン
I：イソロイシン、K：リジン
L：ロイシン、M：メチオニン
N：アスパラギン
P：プロリン、Q：グルタミン
R：アルギニン、S：セリン
T：スレオニン、V：バリン
W：トリプトファン
Y：チロシン

などが挙げられています。

これらの変異株の多くは、Sタンパクの構造を変化させることにより、ヒトの細胞表面に存在する受容体（ACE2）[※10]への結合力を高め、感染力を上げています。ACE2に結合するSタンパクの「結合領域」のアミノ酸は、328番目〜533番目です。よって501、484、452、417番目のアミノ酸に起こる変異は、既感染者が持つ抗体（および接種したワクチン）の効果を低下させる可能性があります。

※10 ACE2 (Angiotensin-converting enzyme2)
アンジオテンシン変換酵素2。新型コロナウイルスは、Sタンパクがヒトの細胞表面に存在するACE2に結合することにより、細胞内に侵入する。

21年5月時点で日本で流行しているウイルス株は、N501Y変異を持つ英国変異株です。日本の報告では、この変異株の感染力は従来株の1・3倍とされています。従来株では20歳未満の年齢層に比較的感染しにくかったのが、英国変異株が主流となってからは20歳未満でも感染しやすくなっています。また重症化リスクも、従来株の1・4倍と上昇しています。

重症化率・死亡率が相対的に高い中高年の方は、ぜひワクチン接種を受けてください。新型コロナウイルスの流行を抑えるためには、ワクチン接種率を高いレベルにもっていく必要があります。

看護師はなぜ患者からいろいろ情報を集めるの？

看護学研究科看護マネジメント学　准教授　宮内　義明

看護師は、患者を看護する過程でさまざまな情報分析を行い、看護につなげています。「看護情報学」について、概略を紹介します。

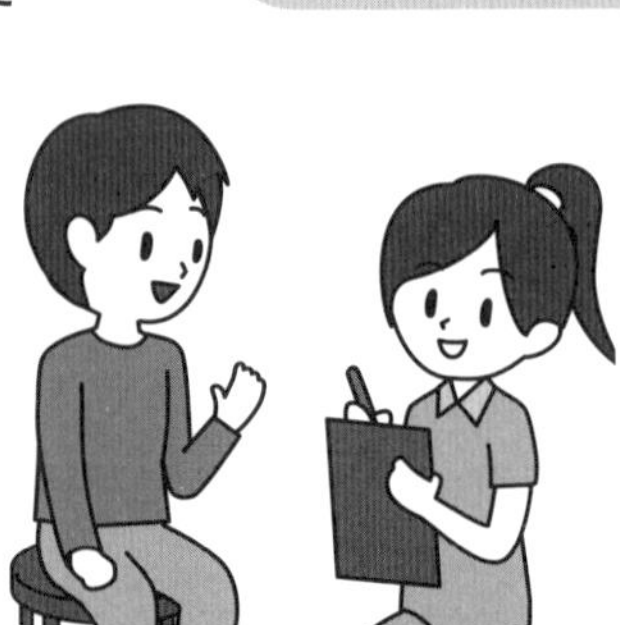

看護学部以外の学生に面白がられる「看護情報学」

名市大には7つの学部があります。全学部の学生（主に一年生）を対象とする教養の授業は、自分が属する学部ではない、他学部の学生に講義を行う貴重な機会です。近年筆者は、教養の授業で「看護情報学」の概略について講義してきました。看護学部の学生にとってもなじみの薄い看護情報学を、他学部の学生はどのように受け止めるだろう？無関心だったり反発したりするだろうか？と心配しながら始めたことでした。

ところが他学部の学生達は、意外なほど講義内容を肯定的に受け止めてくれました。「医師の補助というイメージだった看護師に、医療の知識だけでなく情報を扱う能力も求められると知った。想像以上に大変な職業だとわかった」など、看護というものを予想外の視点から理解することができたと喜びの声を送ってくれました。

「看護」とは何か？

看護情報学とはどのようなものかを説明するにあたって、まずははじめの2文字の「看護」とはどのようなものかを、知っていただきたいと思います。

まず、文字の意味を考えてみましょう。「看護」という文字をみると、「看」は「手」と「目」から成り立っており、手を目の上にもっていく形、すなわち人の額に手を当てて、発熱の有無を確認する行為を表しています。「護」という字は、〝護《まも》る〟、〝かばう〟ことを意味しており、「護る」には、〝見定める〟、〝見守る〟、〝保護する〟、〝大切にする〟、〝世話をする〟などの意味があります。つまり「看護」は、目でよく観察をし、手を使って他者を見守り、世話をすることだといえます。看護は英語で〝Nursing〟ですが、授乳することを語源としている「Nursing」よりも、日本語の「看護」の方が本質をよく表現した文字だと思います。

次に紹介するのは、名前は多くの方が知っているであろう、近代看護の母・ナイチンゲール[※1]の話です。ナイチンゲールが有名になったきっかけはクリミア戦争[※2]です。極めて不衛生で、負傷兵の死亡率がたいへん高かった兵舎病院に、ナイチ

※1 フローレンス・ナイチンゲール（1820～1910）
イギリスの看護師、統計学者、看護教育学者。社会起業家、看護教育の母、看護師の祖とも呼ばれている。国際看護師の日（5月12日）は彼女の誕生日。

※2 クリミア戦争
1853年10月～1856年3月。イギリスを中心とした同盟軍と、フランス・オスマン帝国・ロシアとがクリミア半島などを舞台に戦った。

ンゲールとその看護チームが赴き、衛生状態の改善を手始めに患者をきちんと看護した結果、42％だった死亡率が5％にまで改善しました。治療方法が変わったわけではありません。あるべき看護をした結果によるものです。ナイチンゲールはその働きぶりから「クリミアの天使」、ランプを灯して病室の夜回りをしていた姿から「ランプの貴婦人」とも呼ばれました。

ナイチンゲールは看護について「患者の生命力の消耗を最小限にするように、すべてを整えることを意味すべきである」と語っています。また、看護とは「健康を回復し、また保持し、病気や傷を予防し、またはそれを癒そうとする自然の働きに対して、できる限り（それを受け入れる）条件の満たされた最良の状態に私たち人間をおくことである」と定義しています。この言葉から、看護は始まりました。

さらにナイチンゲールは、看護師の役割について以下のように話しています。「看護師の独自の機能は、病人であれ健康な人であれ、健康あるいは健康の回復（あるいは平和な死）の一助となるような生活行動を行うのを援助することである。その人が必要なだけの体力と意思力と知識をもっていれば、これらの行動は他者の援助を得なくても可能であろう。この援助は、その人ができるだけ早く自立できるようにしむけるやり方で行う」。現代の看護援助[※3]も、この考えに基づいて行われており、その実現のためにさまざまな仕組みづくりが行われてきました。看護情報学もその一部にあたります。

※3　**看護援助**
食事や入浴の介助など日常生活援助のことを示すことが多いが、治療に関連することも含めて、看護師が目的を持って計画的に患者に提供することを本稿では看護援助としている。

看護師が行う「診断」

看護と情報の話をするにあたって、まず重要なのが「看護診断」です。「看護診断」と聞いて、どのようなイメージを持たれるでしょうか？「診断するのは医師なんだから、看護師が勝手に診断しちゃダメでしょ？」「診断は医療行為だから医師法違反になるんじゃないの？」そんな風に思われるのではないでしょうか？

実は「診断」という言葉が示すものはひとつではないのです。医師による診断は、健康問題そのものを診断し、病名を確定させ、治療を行うためのものです。一方、「看護診断」とは、健康問題に対する患者の反応における問題を特定し、看護援助を行うためのものです。

具体的な例で説明しましょう。右脚を骨折した患者がいたとします。骨折にもいろいろありますが、たとえば足のすねのあたりが折れていたら、医師は「脛骨《けいこつ》骨幹部骨折」という病名を診断し、「※4髄内釘《ずいないてい》固定術」という手術を行い治療します。

看護師はもちろん、医師の治療の補助を行います。患者が骨折したことや、入院治療していることに対してしていることがあります。しかしそれ以外にも、患者とで抱えている悩み、つまりトイレに行けない、風呂に入れない、痛い、眠れないなどの、療養中に患者が抱えるさまざま問題に対して、看護師は解決もしくは改善するために看護援助を行うのです。

※4 髄内釘固定術
「髄内釘」という金属性の棒を骨の中に挿入し、骨折部を固定する手術。骨の中央部（骨幹部）の骨折の際に用いられる治療方法。

看護師は患者が抱えるさまざまな問題を聞き取り、分類し、名前をつけます。たとえばトイレに行けないことは「排せつセルフケア不足」、風呂に入れないことは「入浴セルフケア不足」、痛みは「急性疼痛《とうつう》」、不眠は「睡眠パターンの混乱」という風にラベリングしていきます。これが、「看護診断」です。看護師は、まずこの看護診断により、患者の抱える問題を明確化し、患者に適した具体的な援助方法を選んでいきます。

多くの場合、病気やケガの療養をしている患者に必要なものは、治療だけではありません。食事、着替え、入浴、歩行や移動、トイレに行く、身体の向きを変える、言葉を発して意思を伝える—などのような、生活するうえでできないと困ることが、これまで通りにできなくなる場合があります。治療が実を結んで健康に戻るまでの間、それらをできるかぎり補い療養生活を支える看護援助も、治療と同等に必要なのです。

看護師が援助すべき患者の問題を明確にするのが「看護診断」

医師の診断に基準となるものがあるように、看護診断にも診断の基準となるものがあります。たとえば「排せつセルフケア不足」は、「自分のために排せつ行動を行う、あるいは完了する能力に障害のある状態」と定義されています。この診断の基準として、指標がいくつか決められています。

・トイレまでたどり着けない
・トイレの便座から立ち上がれない
・排せつ時の衣服の上げ下げができない

などです。

同じ「排せつセルフケア不足」でも、患者によって原因も症状も異なります。これを看護では「個別性」と呼んでいます。排せつセルフケア不足は、しゃがむための筋力がないなどの「身体可動性障害」[※5]によるものかもしれませんし、倦怠《けんたい》感や痛み、認知機能の変化など、ほかの要因で起こったものかもしれません。

トイレまでたどり着けない患者に対して必要なのは、トイレまで連れていくお手伝いであり、衣服の上げ下げができない患者に必要なのはその介助と、援助についてもそれぞれの状況に適した方法があります。いずれにしても、患者の排せつの問題を解決し、徐々に患者自身ができるように手助けするのが看護師の仕事です。

似て非なる看護過程とPDCAサイクル

看護師が患者に対して、適切な看護援助をどのように行うのか考え、実施するまでの過程を「看護過程」といいます。看護過程は、順番に「アセスメント」→「看護診断」→「計画立案」→「実施」→「評価」と、5つに分けることができます。

最初の「アセスメント」では、患者さんを観察する、困っていることを聞き取

※5　**身体可動性障害**
自力での意図的な身体運動や四肢運動に限界のある状態。身体、もしくは身体の一部が動かない状態のこと。

【看護計画と目標】
患者の問題を解決するための看護計画は患者の「個別性」に合わせた具体的な行動計画にします。目標も患者の「個別性」に合わせた具体的かつ確認可能なものにします。これらは初めて看護に臨む看護学生にとって難易度が高く、彼らがいつも悩むところです。

るなど、情報収集と整理を行います。２つめの「看護診断」では、先に述べた通り、患者の問題の明確化を行います。３つめの「計画立案」では、看護診断で明らかになった患者の問題を解決もしくは改善するための具体的な援助を計画します。目標と達成期日も定めます。４つめの「実施」で、計画した看護援助を実施します。そして達成期日に最後の「評価」を行い、その結果、患者の問題が解決（目標達成）できていなければ、また「アセスメント」からくり返します（図表１右）。

たとえば、身体可動性障害と痛みから「排せつセルフケア不足」となっている患者に対し、車いすに乗ってトイレへ移動する方法を指導しながら介助し、トイレ内で衣服の上げ下げを手伝う計画をしたとします。患者がひとりでこれらをできるようになることを目標に、１週間後の達成期日まで援助を行います。評価の結果、患者がひとりでトイレに行けるようになっていれば解決、できていなければその原因は何かアセスメントし直すことになります。これが看護師の基本的な思考過程であり、看護学生が基礎教育で多くの時間を割いて培っているものです。

この看護過程によく似たものが、生産管理や品質管理で重要な「ＰＤＣＡサイクル」です。ＰＤＣＡはそれぞれPlan（計画）、Do（実行）、Check（評価）、Action（改善）の頭文字をとったもので、Ｐ→Ｄ→Ｃ→Ａと進んでまたＰに戻るという、循環をするものです（図表１左）。医療や看護においても、ときどきこのＰＤＣＡサイクルという言葉が見られますが、筆者は看護をＰＤＣＡサイクルでマネジメントすることはできないと思っています。看護において最も大切なのは「ア

図表1　看護過程とPDCAサイクルのイメージ

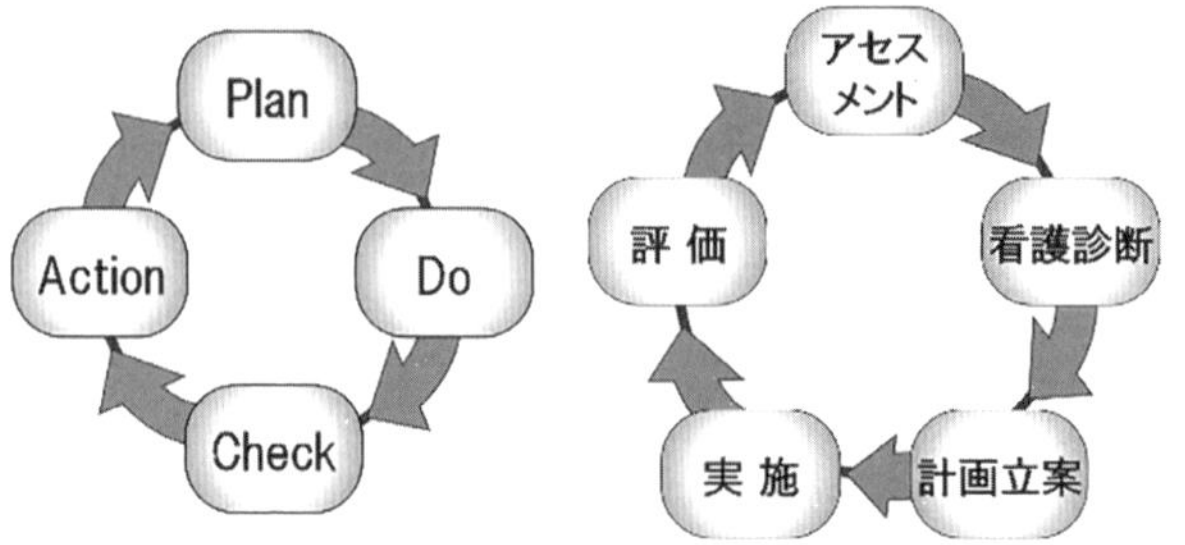

セスメント」や「看護診断」であり、「計画」から始まるＰＤＣＡサイクルをあてはめるわけにはいきません。つまり、看護過程の特徴は、「計画立案」の前に「アセスメント」と「看護診断」があることにあります。

ＰＤＣＡサイクルは、「よいものを効率よくたくさんつくる」ことが求められる場面で行われます。一方、看護過程は、患者ひとりひとりの問題、つまり患者問題の「個別性」に適した、オーダーメイドの看護を提供するためのものです。

看護ではまず看護情報を分析する「アセスメント」が重要

では、「アセスメント」はどのように行うのでしょうか？　ここで必要になってくるのが「看護情報」です。

アセスメントでは、「看護データベース」[※6]に基づいて患者の情報を収集し、看護上の問題の検討材料にします。看護データベースに基づかなくてもアセスメントは可能ですが、看護データベースを用いると情報の抜け落ちが出にくいといったメリットがあります。看護データベースにはいくつか種類があり、日本ではゴードン[※7]が開発した「機能的健康パターンに基づく看護データベース」がよく用いられます。

前述の看護診断という手法は、１９７３年、アメリカのセントルイス大学で、「看護の問題を端的に表現したい」「コンピューターによる診療記録が始まり、看護の記録もそれに加えたい」というニーズから産声をあげました。アメリカでは半世紀近く前に診療記録の電子化が始まっていたことに驚きますが、「看護診断」

※6　看護データベース
患者の看護に必要な情報を系統的に整理したもの。用紙に手書きするものから、電子カルテに組み込まれたコンピューターシステムに変わりつつある。

※7　マージョリー・ゴードン
（１９３１〜２０１５）アメリカの看護学者。看護診断の世界的リーダーといわれている。

という患者の問題を表す用語の標準化をすれば、記録の電子化に対応できるという発想ができていたことにも驚きます。ゴードンは、この看護診断を開発し普及させてきた「ＮＡＮＤＡインターナショナル」という組織の初代会長でした。

「機能的健康パターンに基づく看護データベース」は、患者の情報を11個の視点で分類し、整理する構造になっています（図表2）。11個もの観点から査定することにより、問題の見落としを少なくしています。

患者の情報は問診や観察、検査結果などから得るのですが、その際これらの視点をもって情報を集めたり捉えたりするということです。たとえば図表2の①の「健康知覚・健康管理パターン」では、既往歴や現病歴、喫煙歴やアルコール歴、病気や治療への理解状況などの問診を行い、

・患者のこれまでの健康に関する認識に問題がないか
・患者の現在の健康に関する認識や、健康管理状況に問題がないか
・患者の安全に対する管理に問題がないか

図表2　ゴードンのデータベース項目

11の機能的健康パターン	データ項目
①健康知覚-健康管理	これまでの健康状態、既往歴、健康に関する行動、喫煙歴、飲酒歴、事故歴、保健指導歴
②栄養-代謝	身長、体重、体重の増減、食事内容、食事習慣、食欲の有無、捕食の有無、摂食・嚥下の状態、食事制限の有無、皮膚の問題、歯の問題、外傷がある場合の治り具合
③排せつ	排便の回数・頻度、便の性状、排便時の不快感、緩下剤の使用の有無、排尿の回数、尿の性状、排尿時痛や残尿感などの不快感、過剰な発汗
④活動-運動	日常の活動状況、運動習慣、余暇活動、疲労感・倦怠感の有無、運動機能障害の有無、日常生活行動のセルフケア状況(食事、入浴、排せつ、着替え、整容)
⑤睡眠-休息	睡眠時間、熟眠感、入眠困難、中途覚醒、睡眠導入剤の使用の有無、日中の休息やリラクセーション
⑥認知-知覚	聴力、視力、眼鏡などの使用、記憶力の問題、認知力の問題、意思決定・判断力の問題、疼痛の有無・部位・程度
⑦自己知覚-自己概念	自己に対する評価、できることの変化とそれに起因、自己に対する感じ方の変化、不安感、恐怖感、抑うつ感、絶望感、助けてほしいこと
⑧役割-関係	家族構成、同居の状況、家族での役割、家族との関係性、家族の問題、職場や学校での役割と人間関係、近隣との関係
⑨セクシュアリティ-生殖	月経に関する問題、出産経験・回数、性生活・避妊の問題
⑩コーピング-ストレス耐性	近年の人生の転機や危機の有無、相談相手の有無、アルコールや安定剤の使用、ストレス対処方法と効果
⑪価値-信念	人生において大切にしていること、将来計画、宗教、宗教的習慣への影響

といった視点で患者の情報を集めて、整理します。

病院に入院した際、看護師からさまざまなことを問診されて不思議に思った、という方もおられるかもしれません。しかし、この問診は、患者の問題を抜け落ちなく捉えようという思いでしていることなので、ご納得いただけたら幸いです。

看護は膨大な情報に基づいて行われている

看護過程の流れは、まずアセスメントで得た患者の情報を分析し、患者の問題を発見して看護診断名をつけ、その問題を解決・改善する為の計画を立案し、看護援助を提供する、ということになります。看護診断名が同じでも、その問題を引き起こしている原因や状況、それを解決する能力の不足部分などは患者個々に異なっているので、看護援助は患者個別のものとなります。

看護援助を裏づける情報も、多角的な看護データベースにあります。膨大な情報を収集し、的確に活用しながら患者の看護をしているのが、看護師の実像なのです。患者ひとりひとりに対して、看護過程という思考過程を駆使して看護援助をしていますので、看護で扱う情報は多岐にわたる膨大なものになります。しかもそれらの情報は日々更新され続けていくのです。これらが看護情報学が望まれる由縁《ゆえん》です。

本稿では看護情報学の導入部分、看護で扱う情報とその背景をご紹介させていただきました。少しでも看護情報学や「看護」そのものにご興味をいただけたら、筆者冥利につきます。

早期発見・早期治療の落とし穴

医学研究科放射線医学　教授
医学部附属西部医療センター　副院長・放射線診療センター長・臨床研究支援センター長
原　眞咲

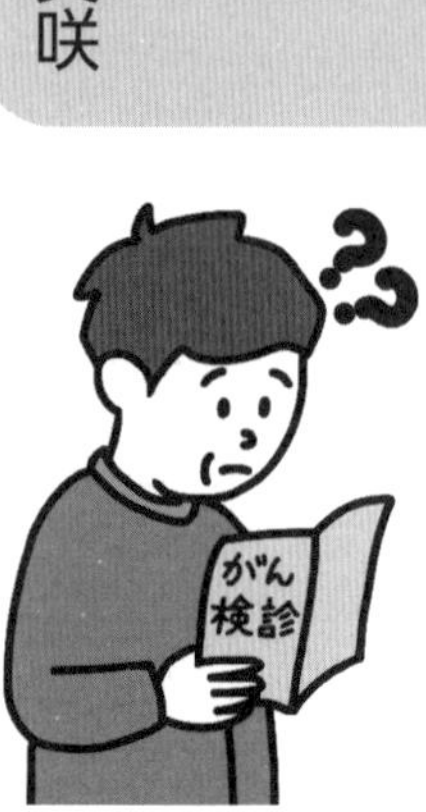

検診でがんを早期発見することは、実は必ずしもよいことであるとはいえません。検診は、対象のがんによる死亡者数を減らして、初めて有効と評価されます。多くの検診が、この点の克服が十分とはいえない状況にあることを解説します。

検診とは

「健診」と「検診」の違いはご存じでしょうか？「健診」は健康診断の略で、健康状態を調べて、危険な要素がないかを早く見つけ、病気にならないようにするためのものです。このような病気にならないために行う予防を「一次予防」といいます。健診には、メタボ健診・職場健診・学校健診・人間ドックなどがあります。

「検診」はがん検診など、特定の病気に対して検査を行うものです。病気を早期発見、早期治療し、亡くなる方を減らす予防を「二次予防」といいます。現在、日本で国が検診を推奨しているがんは、胃がん、子宮頸《けい》がん、肺がん、乳がんおよび大腸がんの5種類です。肺がん、大腸がんと胃がんは年に1回、そのほかは2年に1回の受診が勧められています。人間ドックのような任意型検診では、加えて前立腺がん、甲状腺がん、卵巣がんも対象になっています。

受診の推奨度合いは、検診の有効性からグレードAからDにまで分類されていて、最も高いグレードAに指定されているのは、日本では便潜血検査による大腸がんのみです。

検診が不利益になることがある!?

日本人は検査を受けることを好む方が多いのですが、それほど単純ではありません。検診を受ける際、利益に対して不利益が生じ得ることがあります。

わたしが専門としている肺がんの、低線量CT検診を例に、解説してみましょう。まず第一に、偽陽性問題が挙げられます。CT検診は、2～3㎜の小さな病変でも検出可能で、健常者にも90％以上の確率で、正常リンパ節や小さな炎症が見つかります。これらは小さながんと区別することが困難で、経過観察の対象になります。異常を指摘され、良性である可能性が高いのにがんではないかと思い悩み、日常生活に支障をきたす〝がんノイローゼ〟に陥ってしまう方が、時おりいます。

図表1　肺がんCT検診で起こる不利益

・90%以上の受検者に良性病変が検出される(偽陽性) → がんノイローゼ患者発生

・長期の経過観察 → 頻回の通常線量 CT　低線量?　高コスト

・被験者／担当医師 ともに時間の浪費

図表2　変化のない症例

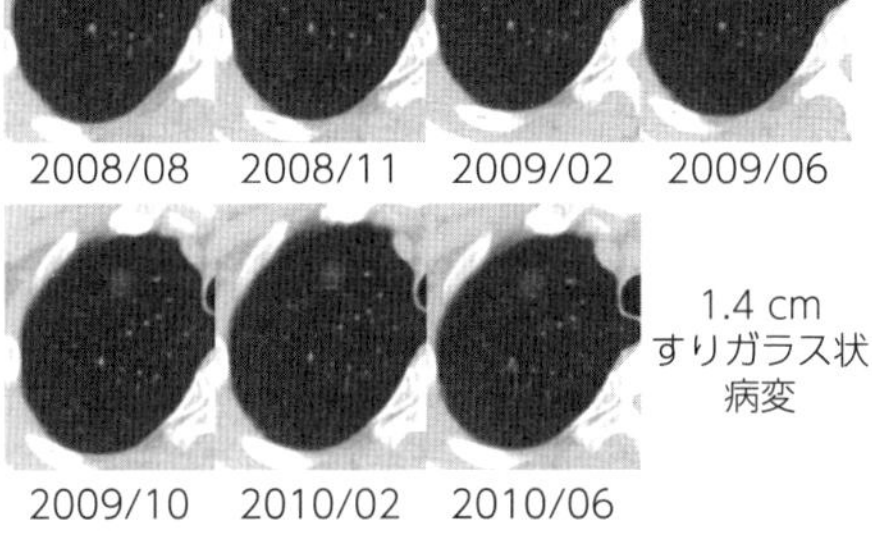

検診で病変が発見された50代男性。2年間変化なし

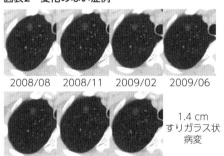

悪性度の低い病変であっても、顕微鏡下では「がん」と診断されますので、経過観察期間が長期に及ぶ例もしばしばあります。たとえば図表2、3の症例は、手術不要ながんの特徴的な所見です。手術後に顕微鏡で病理診断すると〝がん〟と診断される可能性が非常に高い症例ですが、ゆっくりとしか増大しない性質であるため、最近では病変が1・5㎝以下であれば、経過観察するようにと推奨されています。

長期間「経過を見ましょう」と言われ続けることで、患者さんには大きな精神的負担が生じてしまいます。このような負担が〝がんノイローゼ〟につながっていきます。

また、経過観察が長くなると、その間に何回も通常線量のCTを受けることになります。被ばく量も増加しますし、経済的負担、また頻回に病院に通う時間的損失も無視できません。担当医師にとっても、多くは病気とはいえない方たちに診療時間を費やすことになり、通常診療に影響を与えかねません。CT、MRI、PETといった精密検査を必要以上にすることは、保険診療を圧迫することにもなります。

米国では、前述の推奨グレードが年齢や検診方法によりきめ細かく決められており、21～65歳の子宮頸がん（細胞診）と、50～75歳の大腸がん（便潜血）はグレードAに指定されています。日

図表3　変化のない症例②

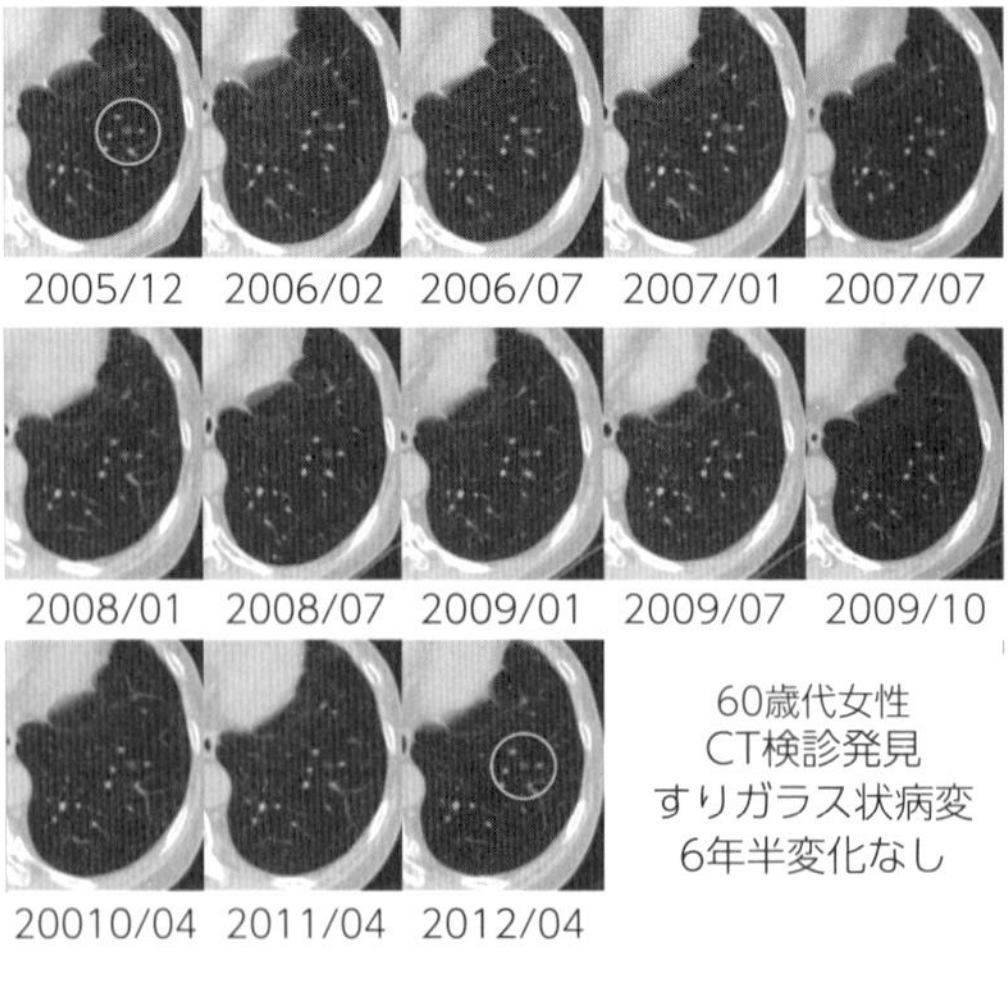

本ではそのほかの4種類のがん検診は、利益が不利益を上回るグレードBに分類されていますが、米国では大腸がんも76～85歳では利益が明確でないグレードC、86歳以上では不利益が上回るグレードDと、日本に比べて概して厳しく評価されています。

早期に発見し、早く治療して長生きすることには、一見なんの問題もないように思えますが、実は統計評価の際に「バイアス」[※1]と呼ばれる落とし穴がいくつもあります。がんに限らず、検診の有効性を解釈する際には、注意すべき選択バイアス（selection bias）があります。本稿では、その中で代表的な3つを紹介します。がん検診の有効性について、一度考えていただきたいと思います。

がんを早期に発見したことで本当に寿命は伸びたのか？

検診では、無症状の健康な受検者に検査を実施します。つまり、病気の症状が出てから初めて受診し、がんが見つかった患者さんと比較して、より早期にがんが発見されます。

あるがんで、特定の時期に亡くなった方がいたとしましょう。症状が出てから治療を受けた場合の生存期間より、検診でがんを発見された場合の生存期間が長くなるのは当然です。すなわち、同じ転帰をとるがんでも、

図表4　3つのバイアス

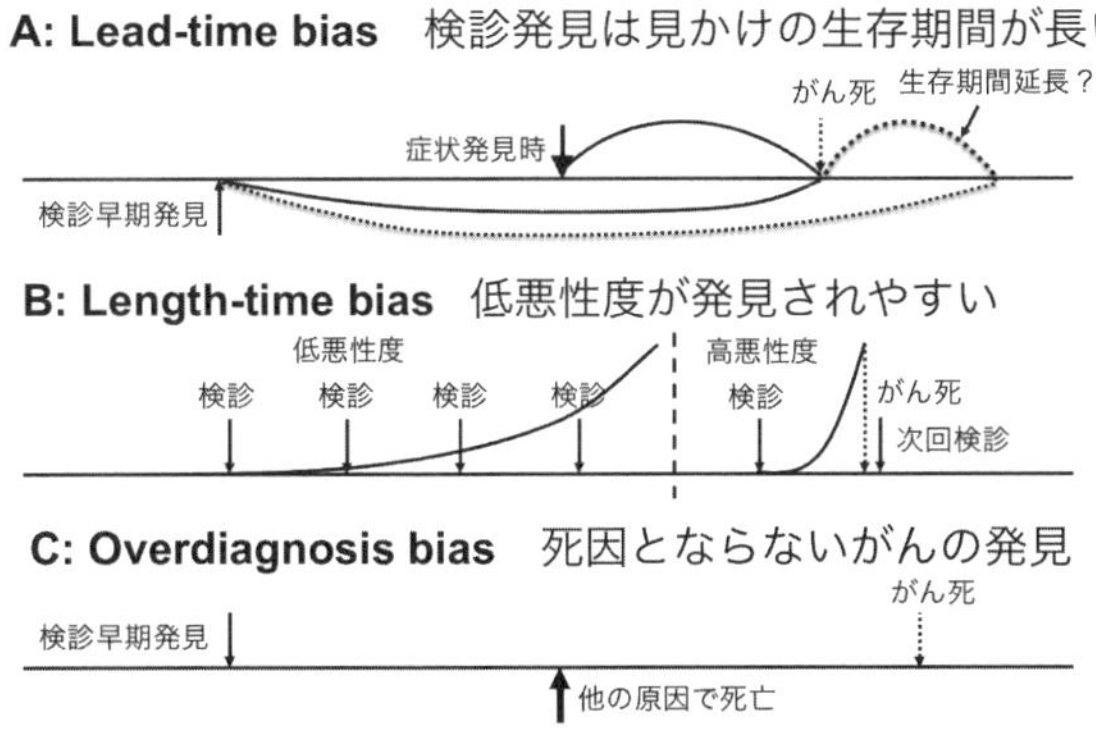

※1　バイアス
先入観やデータなどの偏りから、正確な判断を妨げてしまう思い込み要因のこと。

検診でがんが発見されていた場合の方が見かけの生存期間は長く、長生きしたと評価され、あたかも検診が有用であるように見えてしまうのです。検診でがんが見つかって治療を開始した場合と、症状が出てから治療を開始した場合とで、死亡時期がまったく変わらなかったとしても、です。これを「リードタイムバイアス（lead-time bias）」といいます。

検診で早期発見された場合の死亡時期が、症状が出てから治療を始めた患者さんの死亡時期よりも遅くならなければ（図表4のAの点線までに伸びなければ）、早期発見が有効であったとはいえません。また、生存期間が長くなるのは当たり前として、有効かどうかはっきりするほど寿命が延びたかを、しっかりと評価することが求められます。

悪性度の高いがんは、検診では見つかりにくい

がんはすべてのがん種において、さまざまなタイプのものが混在しています。悪性度が低く増殖もゆっくりで、治療なしでも5年生存率が100％に近いものから、悪性度が高く、治療の甲斐なく半年を待たずに亡くなってしまうようなものまであります。

通常の検診は年に1度ですが、悪性度が高いがんの場合、発見後の治療がちょうど間に合って、検診が役立ったといえる時期は非常に限られています。たとえば前年の検診では異常がなかったのに、今年の検診を受ける前に亡くなってし

まった、というようなことが当たり前に起こります。

一方、悪性度の低いがんは、症状が出現してから発見されるまでに10～15年以上かかることもまれではありません。徐々に大きくなるうちに、年1回の検診により発見される機会が何度もある、ということになります。これを「レングスタイムスバイアス（length-time bias）」といいます。

これは見方を変えれば、年に1回の検診は悪性度の低いがんを見つけやすい、ということになり、検診で見つかるがんは、悪性度の低いがんが多い、ということになります。悪性度の低いがんは、発見された時点でまだ早期がんである頻度が高く、治療の効果も良好です。つまり、検診でがんが発見されることで長生きできるのは、そもそも検診で見つかるがんが悪性度の低いがんだから、と考えられてしまうのです。

検診で見つかるがんでは死なない？

「分子標的薬」[※2]や「免疫チェックポイント阻害薬」[※3]といった新薬や、炭素線や陽子線などによる粒子線治療、トモセラピー[※4]はじめ新たな装置の放射線治療への導入、「ダヴィンチ」や「ヒノトリ」といった手術支援ロボットの開発…などさまざまな治療の進歩により、がんの治療成績は格段に向上しました。もはや死に直結する病気ではなくなってきています。しかし、がんと診断されることは、今

※2　分子標的薬
がん細胞の特定の分子だけを狙い撃ちする治療薬。

※3　免疫チェックポイント阻害薬
がん細胞が免疫から逃れる仕組みを阻止する治療薬。「オプジーボ」などが有名。

※4　トモセラピー
回転型X線放射線治療器。従来の放射線治療より、よりがんの形状にあわせた照射が可能。

でもやはり、寿命を意識させる重大事と想像されます。

一方、がんの方から寿命への関与を考えてみると、がんは出現したとしても、必ずしも命を奪うとは限らない、という側面があります。つまり、がんがあってもそれが死因とはならず、ほかの病気で亡くなるか、老衰によって天寿をまっとうできる場合が、決してまれではないのです。

たとえば前立腺がんは、男性で罹患率が最も高いがんで患者数は最多ですが、死亡者数は1万2千人強で、1位の肺がん5万3千人以上、胃がん、大腸がん各2万7～8千人程度、さらに膵がん、肝がんについで6番目です。つまり、寿命に影響しない前立腺がんが、数多く存在することがうかがわれます。実際、50歳代ですでに20～30％、80歳代では60％もの人に、寿命に影響しない前立腺がんを認めた、という報告もあります。このような、死亡の原因とならないがんは「ラテントがん」と呼ばれています。

検診で無症状で治療の必要のないラテントがんを発見し、不要な治療につなげてしまうという問題を「オーバーダイアグノーシスバイアス（overdiagnosis bias）」といいます。

がん発見時には、治療の必要性を正確に知ることはできません。PSA値[※5]や、生検によるGleasonスコア[※6]でリスクの程度を調べ、不要な治療を避ける工夫がなされますが、精度は十分とはいえません。生検も、決して身体に負担のないものであるとはいえません。

※5　PSA値
PSA（prostate-specific antigen）は、前立腺がんで血中濃度が上昇する前立腺特異抗原。基準値（0～4ng／㎖）を超えると、発がんの可能性がある。

※6　Gleasonスコア
米国病理医のGleasonが提唱した、前立腺生検（生検とは、疑わしい病変を切り取って、腫瘍などの存在をくわしく調べること）標本による、前立腺がんの悪性度を評価する方法。

よって、ＰＳＡの血液検査による前立腺がん検診は、推奨レベルが証拠不十分の「Ｉ」とされ、税金で実施される「対策型検診」になっていません。全額自己負担で受ける任意型検診であれば、個人の自由で受けられる、という位置づけになっています。

肺がん低線量CT検診の問題点

日本では、前述の肺がんの「低線量ＣＴ検診（任意型検診）」が、世界に先駆けて行われてきました。ＣＴはＸ線と比較して線量が１００倍程度と、被ばくの多い検査です。

〝低線量被ばく〟の範疇《はんちゅう》ではあり、ＣＴ検査による発がんを心配する必要はなく、患者さんがＣＴ検査を受けることにまったく問題はありませんが、健常者への検査は放射線防御の観点から推奨されていません。肺病変の有無を診断できる程度の水準に線量を減らした、低線量ＣＴが検診では用いられます。

ＣＴは単純Ｘ線写真に比べ、１００倍以上濃度分解能が優れていること、さらに断層像[※7]であることから、肺がんを高率に発見できます。単純Ｘ線写真の検診では受診者１万人に３人程度の患者が見つかりますが、ＣＴでは千人に１人と、10倍の肺がんを見つけることができます。その多くが「すりガラス成分」[※8]を有する腺がんで、早期のがんです。５年生存率はほぼ１００％と、治療成績は非常に良好です。

※**7**　ＣＴでは、身体の断面の画像を撮ることができるので、背中から腹部の皮膚まですべて重なった状態で投影されるＸ線に比べ、がんが見つけやすい。

※**8**　肺がんでは、血管や気管支が透けてみえる淡い病変ができることがある。これを「すりガラス成分」という。

一見素晴らしいことのようですが、低線量CT検診の推奨レベルは、現在でも前立腺がん検診同様、証拠不十分の「I」で、税金で実施する対策型検診にはなっていません。これは前述の3つのバイアスを克服できている、というエビデンス（裏づけ）が十分ではないからです。

欧米では否定的な研究結果が続いていたのですが、最近、大人数を対象に実施された2つの世界的な研究から、低線量CT検診で肺がん死亡者数を20％程度減らせる、という研究発表がそろいました。このため、欧米では低線量CT検診が保険適応となってきています。

ただし、注意すべき点があります。これらの研究の対象者が、1日1箱のたばこを30年以上喫煙してきた重喫煙者に限られていたことです。日本では最近、喫煙率が著明に低下しており、全体では17％、男性27％、女性8％になっています。重喫煙者はこの中で、さらに限られることが明らかです。

非喫煙者や軽喫煙者に属する多くの人にとっては、肺がんCT検診を受けることの利益が証明されていない状況のまま、任意型検診が実施されているのが現状なのです。がんを見つけたいと意思を持って受診するのはよいと思いますが、検診が有用であるに違いないという思い込みで受診するのは、問題でしょう。

検診を実施しますと、多くのがんが発見され、見つかるのは早期のがんが多く、当然治療成績も良好…。これは、検診が無症状の健常人を対象としているため、当然のことです。検診の有効性についてはわかっていないことが多々存在するのだということを十分に吟味いただいて、納得されたうえで、健診・検診を受診いただければ幸いです。

また、がんが発見されたときには、ラテントがんの可能性があるかどうかを確認されることをお勧めします。今後さらに検診の有効性が明らかになり、がん死亡者数の減少に寄与することを期待しています。

執筆者プロフィール

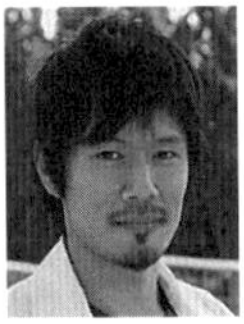

仙頭 佳起 せんとう よしき

06年高知大医学部卒業。10年St. Vincent's Hospital Melbourne臨床留学を経て、14年より名古屋市立大医学部助教。19年より周術期ケアセンター副センター長兼務。専門は、術後管理体制、院内救急対応、周術期神経認知障害。日本集中治療医学会学優秀演題賞を受賞。

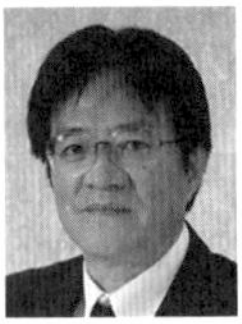

桑原 義之 くわばら よしゆき

82年名古屋市立大医学部卒業。05年名古屋市立大准教授を経て、17年より同大医学部教授、名古屋市立西部医療センター病院長、21年より名古屋市立大医学部附属西部医療センター長・総合外科部長兼務。専門は、消化器外科、食道外科。瑞友会賞を受賞。

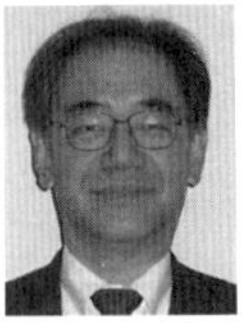

妹尾 恭司 せのお きょうじ

85年名古屋市立大医学部卒業。11年名古屋市立西部医療センター消化器腫瘍センター長を経て、21年より名古屋市立大医学部附属西部医療センター教授・院長代行兼務。専門は、消化器内科。

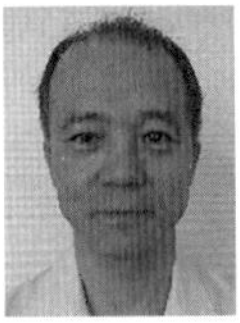

高山 悟 たかやま さとる

93年名古屋市立大医学部卒業。09年名古屋市立大学講師を経て、19年より名古屋徳洲会総合病院副院長。専門は、消化器低侵襲内視鏡治療、進行がんカテーテル治療、ロボット手術。

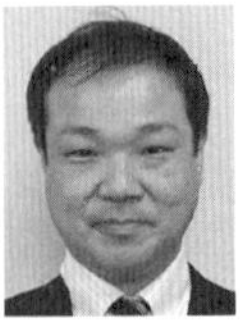

大矢 進 おおや すすむ

94年名古屋市立大大学院薬学研究科博士前期課程修了。07年同大薬学研究科准教授、12年京都薬大薬学部教授を経て、17年より名古屋市立大医学部教授。専門は、イオンチャネルの分子薬理学。日本薬学会奨励賞を受賞。

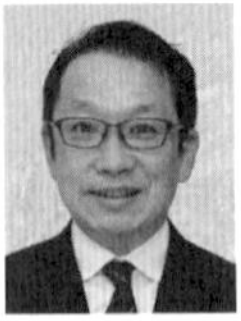

鈴木 健 すずき たけし

91年名古屋市立大医学部卒業、03年同大第2内科にて博士号取得。99年米国スタンフォード大動物実験ラボを経て、11年より豊川市民病院循環器内科主任部長。専門は、冠動脈や下肢動脈、不整脈に対するカテーテル治療。瑞友会賞を受賞。

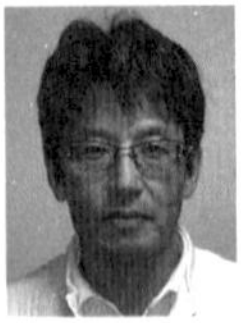

山田 健 やまだ たけし

84年名古屋市立大医学部卒業。93年聖隷三方原病院呼吸器外科を経て、07年より刈谷豊田総合病院呼吸器外科院長補佐・患者サポートセンター長兼務。専門は、呼吸器外科、特に胸腔鏡下手術。日本胸部外科学会優秀演題賞を受賞。

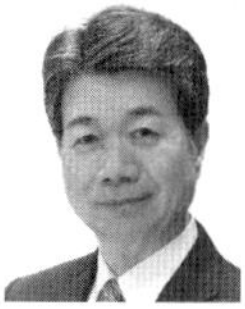

宇佐美 郁治 うさみ いくじ

79年名古屋市立大医学部卒業。02年旭ろうさい病院副院長を経て、18年より同院院長。専門は、呼吸器内科学、職業性呼吸器疾患の診断と治療。厚生労働大臣表彰（功績賞）を受賞。『よくわかるじん肺健康診断』編集。

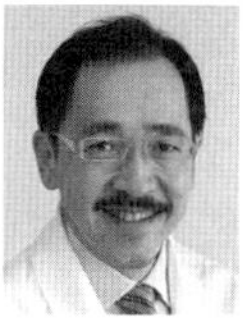

浅野 實樹 あさの みき

90年名古屋市立大大学院医学研究科博士課程修了。18年同大高度医療教育研究センター教授を経て、21年より同大医学部附属東部医療センター心臓血管外科教授・副院長兼務。専門は、心臓血管外科、先天性心臓外科、心移植。同所性異種心移植における世界最長生存モデル開発など。

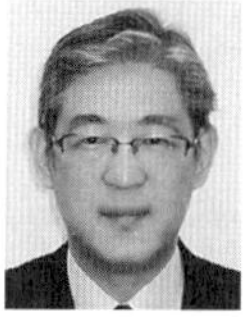

稲垣 宏 いながき ひろし

84年、名古屋市立大医学部卒業。08年より同大医学部教授。専門は、人体分子腫瘍病理学、血液病理学、唾液腺病理学。日本病理学会学術研究賞、日本癌学会JCA-CHAAO賞を受賞。日本リンパ網内系学会理事長（20年〜）。

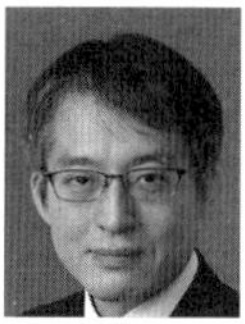

澤本 和延 さわもと かずのぶ

96年東京大大学院医学系研究科博士課程修了。07年より名古屋市立大医学部教授、21年より同大脳神経科学研究所長兼務。日本学術会議連携会員。専門は、神経発達、神経再生。日本学術振興会賞などを受賞。

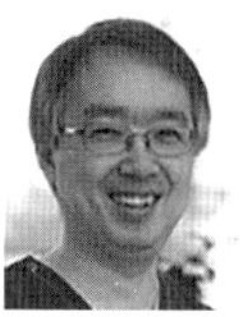

沓名 健雄 くつな たけお

92年名古屋市立大医学部卒業。17年より大同病院呼吸器内科主任部長。専門は、呼吸器内科学、感染症学。

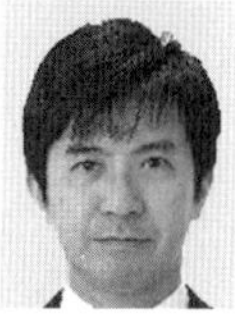

宮内 義明 みやうち よしあき

16年兵庫県立大大学院応用情報科学研究科修了。16年より名古屋市立大看護学部准教授。博士（応用情報科学）。00年看護師免許取得後、11年まで国立長寿医療センターなどでの看護師勤務。11年より看護情報学の研究および基礎看護学の大学教育に従事。

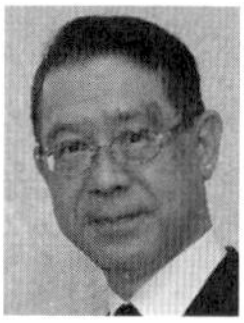

原 眞咲 はら まさき

89年名古屋市立大大学院博士課程修了、83年放射線医学講座入局、97年米国デューク大留学、10年名古屋市大病院教授を経て、13年より名古屋市立西部医療センター、21年名古屋市大医学部附属西部医療センター副病院長・放射線診療センター長・臨床研究支援センター長兼務。専門は、胸部放射線診断。瑞友会賞（臨床部門）を受賞。

既刊好評発売中!　各定価1,000円+税

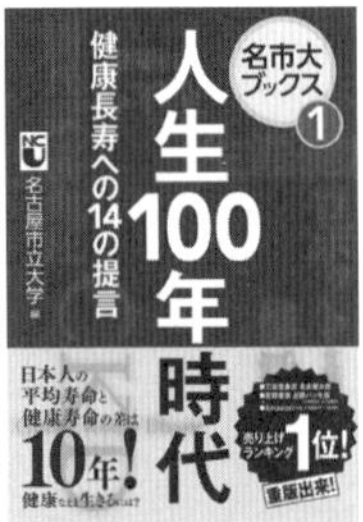

ISBN978-4-8062-0769-6 C0047

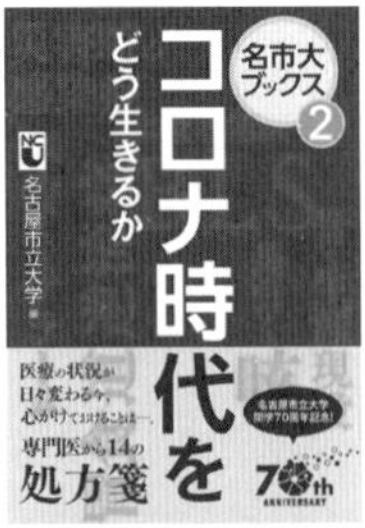

ISBN978-4-8062-0770-2 C0047

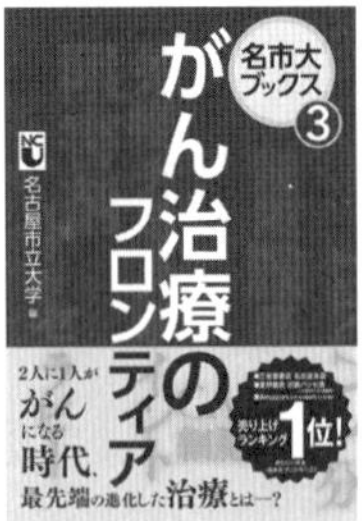

ISBN978-4-8062-0771-9 C0047

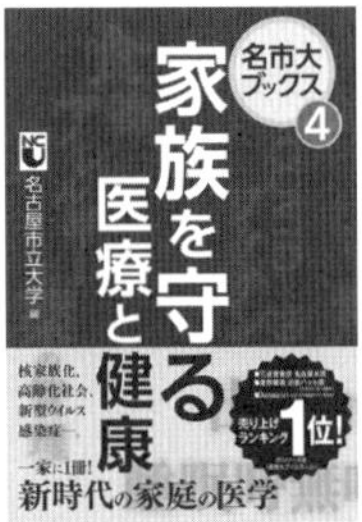

ISBN978-4-8062-0772-6 C0047

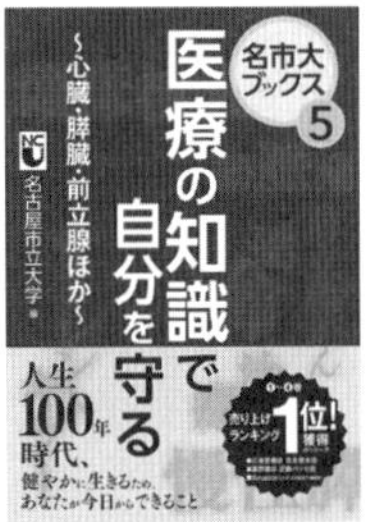

ISBN978-4-8062-0776-4 C0047

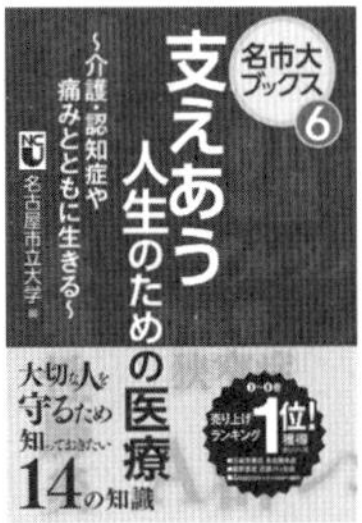

ISBN978-4-8062-0777-1 C0047

名市大ブックス⑧

あなたが手術を受ける前に読む本

2021年8月24日　初版第1刷　発行

編　著　名古屋市立大学
発行者　勝見啓吾
発行所　中日新聞社
〒460-8511 名古屋市中区三の丸一丁目6番1号
電話 052-201-8811（大代表）
052-221-1714（出版部直通）
郵便振替 00890-0-10
ホームページ https://www.chunichi.co.jp/corporate/nbook/
印　刷　長苗印刷株式会社
デザイン　全並大輝
イラスト　mikiko

©Nagoya City University, 2021 Printed in Japan

ISBN978-4-8062-0780-1　C0047

定価はカバーに表示してあります。乱丁・落丁本はお取り替えいたします。